医学检验与实验诊断

主 编 刘 轶

江西科学技术出版社

江西·南昌

图书在版编目（CIP）数据

医学检验与实验诊断 / 刘轶主编. —南昌：江西
科学技术出版社，2020.9（2023.7重印）
ISBN 978-7-5390-7403-0

Ⅰ.①医… Ⅱ.①刘… Ⅲ.①医学检验②实验室诊断
Ⅳ.①R446

中国版本图书馆CIP数据核字（2020）第114483号

国际互联网（Internet）地址：
http://www.jxkjcbs.com
选题序号：ZK2019469
图书代码：B20191-102

医学检验与实验诊断   刘轶   主编

出版 发行	江西科学技术出版社
社址	南昌市蓼洲街2号附1号
	邮编：330009 电话：（0791）86623491 86639342（传真）
印刷	永清县晔盛亚胶印有限公司
经销	全国各地新华书店
开本	787 mm × 1092 mm 1/16
字数	195千字
印张	9
版次	2020年9月第1版 2023年7月第2次印刷
书号	ISBN 978-7-5390-7403-0
定价	45.00元

赣版权登字-03-2020-201

版权所有   侵权必究

（赣科版图书凡属印装错误，可向承印厂调换）

前　　言

医学检验是运用现代物理化学方法、手段进行医学诊断的一门学科,主要研究如何通过实验室技术、医疗仪器设备为临床诊断、治疗提供依据。伴随着现代科学技术的发展迅速,一大批新技术、新设备、新方法逐渐被引入临床实验室,增加了更多更准确的检验项目及方法,将其应用于临床当中,并将现有方法进行完善提高,促进了临床实验室诊断的准确性和高质量,同时也实现了临床检验工作的标准化、规范化、准确化程度。

作为检验科的医务人员,在掌握基础医学、临床医学、医学检验、实验诊断等方面的基本理论知识和实验操作能力的基础之上,还需不断学习,吸取最先进的技术与理念,并合理地运用于临床。为了更好地了解医学检验技术的发展,并且更好地将其应用于临床,提高临床诊断率,本编委会组织了在临床检验医学方面具有丰富经验的医务人员认真编写了此书。

本书共分为三章,包括《血液学检验》《尿液检验》《粪便检验》。

本书详细介绍了相关检验技术、操作方法、结果参考、检验的临床意义,以及部分疾病相关检验的临床诊断等,以强调本书的临床实用性,为广大医学检验人员起到一定的参考借鉴用途。

为了进一步提高临床检验人员的水平,编委会人员在多年临床检验的经验基础上,参考诸多书籍、资料,认真编写了此书,望谨以此书为广大临床检验人员提供一些帮助。

由于编委会人员均身负繁重的临床检验工作,故编写时间仓促,可能有错误及不足之处,恳请广大读者见谅,并给予批评指正,以更好地总结经验,以起到共同进步、提高临床医学检验与诊断水平的目的。

目录
CONTENTS

第一章 血液学检验

血液由血细胞和血浆组成。血液不断地流动,与全身各个组织器官密切联系,参与各项生理活动,维持机体正常的新陈代谢。在病理情况下,除造血系统疾病外,全身其他组织和器官发生病变可直接或间接引起血液成分的变化。因此,血液检验不仅能作为原发性造血系统疾病诊断、鉴别诊断、疗效观察及预后判断的主要依据,而且还能为引起继发性血液改变的其他各系统疾病的诊治提供重要检验信息,是临床诊断和分析病情的重要依据。

第一节 血液一般检验

血液一般检验是血液检验项目中最基础和最常用的检验,主要是指对外周血中细胞成分的数量和形态的检查及与血细胞有关的实验室检查。随着现代科学技术的发展,自动化检验仪器已被广泛应用于血液一般检验中,使血液检测的参数增多而且快速。由于血液一般检验标本采集容易、检测便捷,是临床医学检验中最常用、最重要的基本内容。故其目前仍然是筛检疾病的首要项目之一。

一、红细胞检查

正常人自出生至成年后,红细胞主要在骨髓生成、发育与成熟。红细胞起源于骨髓造血干细胞,在促红细胞生成素(erythropoietin,EPO)和雄激素的作用下分化成原始红细胞,再经过多次有丝分裂依次发育为早幼红细胞、中幼红细胞和晚幼红细胞后,细胞已丧失了分裂能力,经脱核后成为网织红细胞,此过程约需72小时。网织红细胞再经过48小时左右即发育成成熟的红细胞。

红细胞是血液中数量最多的有形成分,其主要功能是作为携氧或二氧化碳的呼吸载体和维持酸碱平衡等。可通过检测红细胞参数和形态变化对某些疾病进行诊断或鉴别诊断。

临床上常用的红细胞检查项目有:红细胞计数、血红蛋白测定、红细胞形态观察、血细胞比容测定、红细胞平均指数计算、网织红细胞计数和红细胞沉降率测定等。

(一)红细胞计数

红细胞计数(red blood cell count,RBC),即测定单位体积外周血液中红细胞的数量,是血液一般检验的基本项目,是诊断贫血等疾病最常用的检验指标之一。

1.检测原理 红细胞计数方法有显微镜法和血液分析仪法。

(1)显微镜法:用等渗红细胞稀释液将血液标本稀释一定倍数后,充入改良牛鲍(Neubauer)血细胞计数板中,在显微镜下计数一定区域内的红细胞数量,经换算求出每升血液中红细胞数量。

显微镜计数法所用红细胞稀释液如下:①Hayem液:由 NaCl、Na_2SO_4、$HgCl_2$ 和蒸馏水组成。其中 NaCl 和 Na_2SO_4 调节渗透压,后者还可提高比重防止细胞粘连,而 $HgCl_2$ 为防腐剂。此配方的主要缺点是遇高球蛋白血症患者,由于蛋白质沉淀而使红细胞易凝集。②枸橼酸钠稀释液:由 NaCl、枸橼酸钠、甲醛及蒸馏水组成。NaCl 和枸橼酸钠调节渗透压,后者还有抗凝作用,甲醛为防腐剂。此液配制简单,可使红细胞在稀释后较长时间保持正常形态且不凝集,故《全国临床检验操作规程》推荐此方法。③普通生理盐水或加1%甲醛的生理盐水:急诊时如无红细胞稀释液可用此液代替。

(2)血液分析仪法:多采用电阻抗法,也有采用流式细胞术激光检测法等。

2.参考区间

(1)成年:男性(4.3～5.8)×10^{12}/L,女性(3.8～5.1)×10^{12}/L。

(2)新生儿:(6.0～7.0)×10^{12}/L。

3.方法学评价 红细胞计数的方法学评价见表1-1。

表1-1 红细胞计数的方法学评价

方法	优点	缺点	适用范围
显微镜计数法	设备简单,费用低廉	费时费力、精密度低	血细胞计数和分类的参考方法,适用于基层医疗单位和分散就诊的患者
血液分析仪法	操作简便,易于标准化,效率高,精密度高	仪器较贵,工作环境条件要求高	适用于健康人群普查,大批量标本筛检

4.临床意义 见血红蛋白测定。

(二)血红蛋白测定

血红蛋白(hemoglobin,Hb 或 HGB)是在人体有核红细胞及网织红细胞内合成的一种含色素辅基的结合蛋白质,是红细胞内的运输蛋白,蛋白质部分是珠蛋白,色素部分是亚铁血红素。血红蛋白按不带氧计算相对分子质量为64458,每克血红蛋白可携带1.34ml氧,其主要功能是吸收肺部大量的氧,并将其输送到身体各组织。

血红蛋白是红细胞的主要成分,每个 Hb 分子有4条珠蛋白肽链,每条折叠的珠蛋白肽链包裹一个亚铁血红素。每条肽链结合1个亚铁血红素,形成具有四级空间结构的四聚体,以利于结合 O_2 和 CO_2。

亚铁血红素无种属特异性,即人和各种动物皆相同。它由 Fe^{2+} 和原卟啉组成,Fe^{2+} 位于卟啉环中央,共有 6 条配位键,其中 4 条与原卟啉中心的 4 个原卟啉 N 连接,另外 2 条配位键与血红素分子平面垂直,其中 1 条与珠蛋白肽链 F 肽段第 8 个氨基酸(组氨酸)的咪唑基连接,另 1 条为 Hb 呼吸载体,与 O_2 结合时形成氧合血红蛋白(oxyhemoglobin,HbO_2),此配位键空着,则称为还原血红蛋白(reduced hemoglobin,Hbred);若 Fe^{2+} 被氧化成 Fe^{3+},则称高铁血红蛋白(hemiglobin,Hi)或正铁血红蛋白(methemoglobin,MHb)。如与 O_2 结合的配位键被 CO、S 等占据,则分别形成碳氧血红蛋白(HbCO)、硫化血红蛋白(SHb)等,这些统称为血红蛋白衍生物。在正常情况下,血液中血红蛋白主要为 HbO_2 和 Hbred,以及少量 HbCO 和 Hi。在病理情况下,HbCO 和 Hi 可以增多,甚至出现 SHb 等血红蛋白衍生物。

血红蛋白测定,即测定外周血液中各种血红蛋白的总浓度,是诊断和衡量贫血程度的重要的检查项目之一。血红蛋白测定方法很多,分为全血铁法、血气分析法和分光光度法。经过临床反复筛选与评价,现多采用分光光度法。其中比色法中的氰化高铁血红蛋白(hemoglobincyanide,HiCN)测定法在 1966 年由国际血液学标准化委员会(ICSH)推荐,并经世界卫生组织(WHO)确认为血红蛋白测定的参考方法。1978 年,国际临床化学联合会(International Federation of Clinical Chemistry,IFCC)和国际病理学会(International Academy of Pathology,IAP)在联合发表的国际性文件中重申了 HiCN 法。1983 年,我国临床检验方法学学术会议上将其推荐为首选方法。

1. 检测原理　HiCN 检测原理:血红蛋白(SHb 除外)中的亚铁离子(Fe^{2+})被高铁氰化钾氧化为高铁离子(Fe^{3+}),血红蛋白转化成 Hi,Hi 与氰化钾(KCN)中的氰离子反应生成 HiCN,HiCN 在 540nm 处有一最大吸收波峰,在此处的吸光度与其在溶液中的浓度成正比。在特定条件下,HiCN 毫摩尔消光系数为 44L/(mmol·cm)。可根据吸光度直接求得每升血液中血红蛋白的浓度。常规测定可从 HiCN 参考液制作的标准曲线上读取结果。

2. 参考区间　①成年:男性 130～175g/L,女性 115～150g/L。②新生儿:170～200g/L。

3. 方法学评价　血红蛋白测定方法大致分为 4 类(表 1-2)。常用的比色法有 HiCN 测定法、十二烷基硫酸钠血红蛋白(sodium dodecyl sulfate hemoglobin,SDS-Hb)测定法、碱羟血红蛋白(alkaline haematin detergent,AHD_{575})测定法、叠氮高铁血红蛋白(HiN_3)测定法、溴代十六烷基三甲胺(CTAB)血红蛋白测定法等。由于 HiCN 试剂含有剧毒的氰化钾,各国均相继研发出不含氰化钾的血红蛋白测定方法,有的测定法已用于血液分析仪,但其标准应溯源到 HiCN 量值。血红蛋白测定的方法学评价见表 1-3。

表 1-2　血红蛋白测定方法及基本原理

测定方法	测定原理
全血铁法	Hb 分子组成
比重法、折射仪法	血液物理特性
血气分析法	Hb 与 O_2 可逆性结合的特性
分光光度法(临床常用)	Hb 衍生物光谱特点

表1-3　血红蛋白测定的方法学评价

测定方法	优点	缺点
HiCN测定法	参考方法操作简单、反应速度快，可检测除HbS以外的所有Hb，HiCN稳定、参考品可长期保存，便于质控	KCN有剧毒，对HbCO的反应慢，不能测定SHb，遇高白细胞、高球蛋白血症的标本会出现浑浊
SDS—Hb测定法	次选方法，操作简单、试剂无毒、呈色稳定、结果准确、重复性好	SDS质量差异较大、消光系数未定，SDS溶血活力大，易破坏白细胞，不适用于同时进行白细胞计数的血液分析仪
AHD$_{575}$测定法	试剂简单、无毒，呈色稳定，准确性与精密度较高	575nm波长比色不便于自动检测、HbF不能检测
HiN$_3$测定法	准确性与精密度较高	试剂仍有毒性、HbCO转化慢
CTAB测定法	溶血性强且不破坏白细胞，适于血液分析仪检测	准确度、精密度略低

4.临床意义　血红蛋白测定的临床意义与红细胞计数相关，但判断贫血程度的价值优于红细胞计数。同时测定两者，对贫血诊断和鉴别诊断有重要的临床意义。

（1）红细胞和血红蛋白增高：指单位容积血液中RBC及Hb高于参考值高限。多次检查成年男性RBC＞$6.0×10^{12}$/L，Hb＞185g/L；成年女性RBC＞$5.5×10^{12}$/L，Hb＞160g/L时即认为增多。可分为相对性增多和绝对性增多两类：

①相对性红细胞增多：由于某些原因使血浆中水分丢失，血液浓缩，使红细胞和血红蛋白含量相对增多。如连续剧烈呕吐、大面积烧伤、严重腹泻、大量出汗等；另见于慢性肾上腺皮质功能减退、尿崩症、甲状腺功能亢进危象、糖尿病酮症酸中毒等。

②绝对性红细胞增多：可分为原发性红细胞增多症即真性红细胞增多症（polycythemia vera，PV）和继发性红细胞增多症。

a.真性红细胞增多症：这是一种病因不明的克隆性多潜能造血干细胞疾病，它以骨髓红系细胞显著持续增生为主要特点，同时伴有粒系和巨核系细胞不同程度的增生。血象示全血细胞增多，红细胞数增多，男性＞$6.5×10^{12}$/L，女性＞$6.0×10^{12}$/L；血红蛋白增高，男性＞180g/L，女性＞170g/L。

b.继发性红细胞增多症：多与机体循环及组织缺氧、血中促红细胞生成素（EPO）水平升高、骨髓加速释放红细胞有关。

（2）红细胞及血红蛋白减少：指单位容积血液中红细胞数及血红蛋白量低于参考值低限。多次检查成年男性RBC＜$4.3×10^{12}$/L，Hb＜130g/L，成年女性RBC＜$3.8×10^{12}$/L，Hb＜115g/L为红细胞和血红蛋白减低。根据血红蛋白浓度可将贫血分为4度。轻度贫血：Hb＜130g/L（女性Hb＜115g/L）；中度贫血：Hb＜90g/L；重度贫血：Hb＜60g/L；极重度贫血：Hb＜30g/L。当RBC＜$1.5×10^{12}$/L，Hb＜45g/L时，应考虑输血。

①生理性减少：如6个月～2岁婴幼儿，因生长发育迅速而致造血原料相对不足，红细胞和血红蛋白可较正常人低10%～20%；妊娠中晚期为适应胎盘血循环的需要，血浆量明显增多，红细胞被稀释而减低（减低达16%左右）；老年人由于骨髓造血功能逐渐减低，均可导致红细胞数和血红蛋白含量减少；长期饮酒者红细胞数和血红蛋白含量减少（减低约5%）。

②病理性减少：常见于：a.红细胞丢失过多。b.红细胞破坏增加。c.造血原料不足。d.

骨髓造血功能减退。

（三）红细胞形态检查

血液系统疾病不仅影响红细胞的数量，也能影响到红细胞的质量，特别是贫血患者，不仅其红细胞数量和血红蛋白浓度降低，而且还会有红细胞形态改变，呈现红细胞大小、形状、染色性质和内含物等的异常。因此，在贫血的实验室诊断中，红细胞形态检查与血红蛋白浓度测定、红细胞计数结果及其他参数相结合，可以推断贫血的性质，对贫血的诊断和鉴别诊断有重要的临床价值。

外周血涂片经 Wright 或 Wright－Giemsa 染色后，先低倍镜下检查血涂片，观察细胞分布和染色情况，选择细胞分布均匀、染色良好、细胞排列均匀的区域（一般在血涂片的体尾交界处），再用油镜观察红细胞形态。

1. 正常红细胞形态　正常成熟的红细胞呈双凹圆盘形，细胞大小均一，形态较为一致，直径为 $6.7 \sim 7.7 \mu m$，平均 $7.2 \mu m$，Wright 染色后红细胞为淡粉红色，中心部位为生理性淡染区，其大小约为直径的 $1/3$，胞质内无异常结构。正常红细胞形态常见于健康人，但也可见于急性失血性贫血，部分再生障碍性贫血等。

2. 异常红细胞形态　各种贫血和造血系统疾病时，红细胞常可出现大小、血红蛋白含量、形状、结构和排列等异常。

（1）红细胞大小异常

①小红细胞（microcyte）：直径小于 $6 \mu m$ 者称为小红细胞。其体积变小，中央淡染区扩大，红细胞呈小细胞低色素性，提示血红蛋白合成障碍。正常人偶见。常见于缺铁性贫血、珠蛋白生成障碍性贫血。而遗传性球形细胞增多症的小红细胞，直径也小于 $6 \mu m$，但其厚度增加，血红蛋白充盈良好，细胞着色深，中央淡染区消失。

②大红细胞（macrocyte）：直径大于 $10 \mu m$ 者称为大红细胞。见于溶血性贫血及巨幼细胞性贫血。前者可能与不完全成熟的红细胞增多有关，后者因缺乏叶酸或维生素 B_{12}、DNA 合成障碍、细胞不能及时分裂所致，也可见于骨髓增生异常综合征（myelodysplastic syndrome，MDS）、肝病及脾切除后。

③巨红细胞（megalocyte）：直径大于 $15 \mu m$ 者称为巨红细胞，直径大于 $20 \mu m$ 者称为超巨红细胞。此类体积较大的红细胞内血红蛋白含量高，中心淡染区常消失。常见于巨幼细胞性贫血、MDS。

④红细胞大小不均（anisocytosis）：是指红细胞之间直径相差 1 倍以上的，其红细胞大小悬殊，是由骨髓造血功能紊乱、造血调控功能减弱所致见于重度的增生性贫血，巨幼细胞性贫血时特别明显。

（2）红细胞形态异常

①球形红细胞（spherocyte）：细胞直径小于 $6 \mu m$，厚度增加大于 $2.6 \mu m$，无中心浅染区，似小圆球形，与 RBC 膜先天性或后天性异常、表面积/体积比值减小有关。常见于遗传性球形红细胞增多症，此类细胞在血涂片中高达 25% 以上，还见于自身免疫性溶血性贫血、异常血红蛋白病（HbS，HbC 病）。

②椭圆形红细胞（elliptocyte）：细胞呈卵圆形、杆形，长度可大于宽度的 $3 \sim 4$ 倍，最大直

径可达 12.5μm，横径可为 2.5μm，与细胞骨架蛋白异常有关，细胞只有成熟后才会呈现椭圆形。正常人约有 1% 的椭圆形红细胞,增高多见于遗传性椭圆形细胞增多症,常超过 25%,甚至高达 75%。此种红细胞放置于高渗、等渗、低渗溶液或正常人的血清中,其形态保持不变。

③靶形红细胞(target cell):细胞直径大于正常红细胞,但厚度变薄,中心部位染色较深,其外围为苍白区域,而细胞边缘又深染,形如射击之靶。有的中心深染区不像孤岛而像从红细胞边缘延伸的半岛状或柄状,成为不典型的靶形红细胞。与 Hb 组成和结构变异或脂质异常有关,常见于各种低色素性贫血,尤其是珠蛋白生成障碍性贫血(如地中海贫血)、异常血红蛋白病、胆汁淤积性黄疸、脾切除后、肝病。

④镰状红细胞(sickle cell):红细胞形如镰刀状,主要见于镰状细胞性贫血(HbS 病)。其形成机制是在缺氧的情况下,红细胞所含异常血红蛋白 S(HbS)溶解度降低,形成长形或尖形的结晶体,使细胞膜发生变形。检查镰状红细胞需将血液制成湿片,然后加入还原剂如偏亚硫酸钠后观察。

⑤口形红细胞(stomatocyte):红细胞中央有裂缝,中心苍白区呈扁平状,周围深染颇似一个张开的嘴形或鱼口。多因红细胞膜异常,使 Na^+ 通透性增加,细胞膜变硬,变形性差,因而脆性增加,使细胞生存时间缩短。正常人低于 4%,遗传性口形红细胞增多症常可达 10% 以上。少量出现可见于弥散性血管内凝血、某些溶血性贫血及肝病等。

⑥棘形红细胞(acanthocyte):该红细胞表面有针状或指状突起,尾端略圆,间距、长宽不等。多见于遗传性或获得性 β—脂蛋白缺乏症,其棘形红细胞可高达 70%～80%,也可见于脾切除后、乙醇中毒性肝脏疾病、尿毒症等。棘形红细胞应注意与皱缩红细胞区别。

⑦皱缩红细胞:也称钝锯齿形红细胞(crenated cell,echinocyte),可因制备血涂片不当、高渗等原因引起,红细胞周边呈钝锯齿形,突起排列均匀、大小一致、外端较尖。

⑧裂片红细胞(schistocyte):指红细胞因机械或物理因素所致细胞碎片及不完整的红细胞。其大小不一致,外形不规则,有各种形态如刺形、盔形、三角形、扭转形等。正常人血涂片中裂片红细胞小于 2%,增多见于弥散性血管内凝血、血栓性血小板减少性紫癜、恶性高血压、微血管病性溶血性贫血等。

⑨泪滴形红细胞(dacryocyte,teardrop cell):细胞内血红蛋白饱满,形状似泪滴状或梨状,可能是由于细胞内含有 Heinz 小体或包涵体,或红细胞膜的某一点被粘连而拉长所致,被拉长的红细胞可长可短,正常人偶见,增多常见于骨髓纤维化、珠蛋白生成障碍性贫血、溶血性贫血等。

⑩缗钱状红细胞:多个红细胞相互聚集重叠,连接成串,形似缗钱状。主要见于多发性骨髓瘤、原发性巨球蛋白血症等。

(3)红细胞染色异常

①低色素性(hypochromic)红细胞:红细胞的生理性中心浅染区扩大,染色淡,甚至成为环形红细胞,提示其血红蛋白含量明显减少。常见于缺铁性贫血、珠蛋白合成障碍性贫血、铁幼粒细胞性贫血、部分血红蛋白病。

②高色素性(hyperchromic)红细胞:红细胞内生理性中心浅染区消失,整个红细胞染色较深,是由于血红蛋白含量增高所致。最常见于巨幼细胞性贫血,也可见于溶血性贫血、球形

红细胞增多症等。

③嗜多色性(polychromatic)红细胞：属于尚未完全成熟的红细胞，胞体略大于正常红细胞，在 Wright－Giemsa 染色的情况下，细胞呈灰蓝色或灰红色。嗜多色性红细胞增多提示骨髓内红细胞生成活跃，见于各种增生性贫血，尤以溶血性贫血最为多见。

④细胞着色不一(anisochromia)：同一血涂片的红细胞中出现色素不一致，即血红蛋白充盈度偏离较大，如同时出现低色素性和正常色素性红细胞，常见于铁粒幼细胞性贫血。

(4)红细胞结构异常

①嗜碱性点彩红细胞(basophilic stippling cell)：在 Wright－Giemsa 染色情况下，红细胞胞质内出现形态和大小不一、多少不均的嗜碱性蓝黑色颗粒，属于未完全成熟的红细胞。正常人血涂片中少见(约占 0.01%)，在铅、铋、汞、锌等重金属中毒时增多，为铅中毒的诊断筛选指标。在其他各类贫血中也可见到嗜碱性点彩红细胞，其增加常表示骨髓造血功能旺盛且有紊乱现象。

②染色质小体(Howell－Jolly body)：又称豪一焦小体，位于成熟或幼稚红细胞的胞质中，为直径约暗紫红色圆形小体，可 1 个或多个，为核碎裂或核裂解后所剩的残余部分。常见于巨幼细胞性贫血，也可见于脾切除术后、溶血性贫血及红白血病等。

③卡一波环(Cabot ring)：在红细胞内的胞质中出现的紫红色细线圈状或"8"字形结构。可能是胞质中脂蛋白变性所致，常与染色质小体同时存在。见于溶血性贫血、巨幼细胞性贫血、脾切除术后、铅中毒及白血病等。

④有核红细胞(nucleated erythrocyte)：即幼稚红细胞。正常成人有核红细胞均存在于骨髓中，外周血液中除新生儿可见到有核红细胞外，成人均不能见到。在成人外周血涂片中出现有核红细胞属病理现象，常见于各种溶血性贫血、白血病、骨髓纤维化、脾切除后及红白血病等。

(四)血细胞比容测定

血细胞比容(hematocrit,Hct)是指一定体积全血中红细胞所占体积的相对比例。HCT高低与红细胞数量、平均体积及血浆量有关，主要用于贫血和红细胞增多的诊断、血液稀释和血液浓缩变化的测定、计算红细胞平均体积和红细胞平均血红蛋白浓度等。

1.检测原理

(1)离心沉淀法：常用温氏(Wintrobe)法和微量血细胞比容(microhematocrit)法。

①温氏法：为离心沉淀法中的常量法。将 EDTA－K_2 肝素抗凝血灌注于温氏管中，在一定条件下离心得到红细胞占全血体积的百分比。水平离心机以相对离心力(RCF)2264g 离心30 分钟，读取压实红细胞层柱高的毫米数，再离心 10 分钟，至红细胞层不再下降为止，读取还原红细胞层的高度。离心后血液分为五层，自上而下的成分为：血浆、血小板、白细胞、还原红细胞及带氧红细胞。当外周血出现有核红细胞时，离心后则位于白细胞和还原红细胞层之间。

②微量血细胞比容法：采用一次性专用的毛细玻璃管，用 EDTA－K_2 抗凝的静脉血或用肝素化的干燥管直接采集毛细血管血，以 RCF 12500g 离心 5 分钟，测量红细胞柱、全细胞柱和血浆柱的长度。红细胞柱的长度除以全细胞柱和血浆柱的长度之和，即为血细胞比容。微

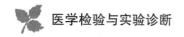
量法为 WHO 推荐的参考方法。

(2)血液分析仪法:由仪器根据红细胞计数和红细胞平均体积计算出 HCT,HCT＝红细胞计数×红细胞平均体积。

2.方法学评价　HCT 测定的方法学评价见表 1－4。

表 1－4　HCT 测定的方法学评价

方法	优点	缺点
温氏法(离心法)	应用广泛,不需要特殊仪器	难以完全排除残留血浆(可达 2%～3%),单独采血用血量大,已渐被微量法取代
微量法(离心法)	WHO 推荐的首选常规方法,CLSI 推荐为参考标准。标本用量少,相对离心力高,结果准确、快速、重复性好	需微量高速血液离心机,仍有残留血浆,但较温氏法少
血液分析仪法	不需要单独采血测定,检查快速,精密度高	准确性不及微量离心法,需定期校正仪器

CLSI,美国临床实验室标准化研究所(Clinical and Laboratory Standards Institute)

3.参考区间　①成年:男性 0.40～0.50;女性 0.37～0.48。②新生儿:0.47～0.67。③儿童:0.33～0.42。

4.临床意义　HCT 与红细胞数量、MCV 和血浆量有关。红细胞数量增多、血浆量减少或两者兼有可导致 HCT 增高;血浆量增多或红细胞减少可导致 HCT 减低(表 1－5)。HCT 作为单一参数的临床价值不大,必须结合红细胞计数才具有临床价值。HCT 的主要应用价值如下:

表 1－5　HCT 增高和减低的原因

HCT	机制	原因
增高	红细胞增多	真性红细胞增多症、缺氧、肿瘤、EPO 增多
	血浆量减少	液体摄入不足、大量出汗、腹泻、呕吐、多尿
减低	红细胞减少	各种原因所致的贫血、出血
	血浆量增多	竞技运动员、中晚期妊娠、原发性醛固酮增多症、过多补液

(1)临床补液量的参考:各种原因导致脱水时,HCT 都会增高,补液时可监测 HCT,HCT 恢复正常表示血容量得到纠正。

(2)作为真性红细胞增多症诊断指标:HCT＞0.7,RBC 为(7～10)×10^{12}/L,Hb＞180g/L,即可诊断。

(3)计算红细胞平均指数的基础:红细胞平均值(MCV、MCHC)可用于贫血的形态学分类。

(五)红细胞平均指数计算

利用红细胞数、HCT 及 Hb,按以下公式分别可计算出红细胞三种平均值,以协助贫血形态学分类诊断,在临床上有着重要的价值。

①红细胞平均体积(mean corpuscular volume,MCV):系指平均每个红细胞的体积,以 fl(飞升)为单位。

MCV=每升血液中血细胞比容/每升血液中红细胞个数=(HCT/RBC)×10^{15}

②红细胞平均血红蛋白量(mean corpuscular hemoglobin,MCH):系指平均每个红细胞内所含血红蛋白的量,以 pg(皮克)为单位。

MCH=每升血液中血红蛋白含量/每升血液中红细胞个数=(Hb/RBC)×10^{12}

③平均红细胞血红蛋白浓度(mean corpuscular hemoglobin concentration,MCHC):系指平均每升红细胞中所含血红蛋白浓度,以 g/L 表示。

MCHC=每升血液中血红蛋白含量/每升血液中血细胞比容=Hb/HCT

1.参考区间 MCV、MCH、MCHC 的参考区间(表 1—6)。

表 1—6 MCV、MCH、MCHC 的参考区间

人群	MCV(fl)	MCH(pg)	MCHC(g/L)
成年人	82～100	27～34	316～354
1～3 岁	79～104	25～32	280～350
新生儿	86～120	27～36	250～370

2.临床意义 红细胞平均指数可用于贫血形态学分类及提示贫血的可能原因(表 1—7)。

表 1—7 贫血形态学分类及临床意义

形态学分类	MCV	MCH	MCHC	临床意义
大细胞性贫血	>100	>34	316～354	叶酸及维生素 B$_{12}$缺乏所引起的巨幼细胞贫血
正常细胞性贫血	82～100	27～34	316～354	再生障碍性贫血,急性失血性贫血,溶血性贫血,骨髓病性贫血
单纯小细胞性贫血	<82	<27	316～354	慢性炎症性贫血,肾性贫血
小细胞低色素性贫血	<82	<27	<316	缺铁性贫血,铁粒幼细胞性贫血,珠蛋白生成障碍性贫血,慢性失血性贫血

二、白细胞检查

白细胞(white blood cell,WBC;leukocyte,LEU)为外周血中的有核细胞,是机体抵抗病原微生物等异物入侵的主要防线。外周血白细胞数量较少,约为红细胞的 0.1%～0.2%。按照细胞形态学特征,可将白细胞分为粒细胞(granulocyte,GRAN)、淋巴细胞(lymphocyte,L)和单核细胞(monoctye,M)三大类。粒细胞根据其胞质中的颗粒特点又分为中性粒细胞(neutrophil,N)、嗜酸性粒细胞(eosinophil,E)和嗜碱性粒细胞(basophil,B)三类,因此通常将白细胞分为五类。另外,中性粒细胞根据其核分叶情况又可分为中性杆状核粒细胞(neutrophilic stab granulocyte,Nst)和中性分叶核粒细胞(neutrophilic segmented granulocyte,

Nsg)。

根据细胞动力学原理,可将粒细胞的发育过程人为划分为 5 个池。①分裂池(mitotic pool):包括原粒细胞、早幼粒细胞和中幼粒细胞等具有分裂能力的细胞。②成熟池(maturation pool):包括晚幼粒、杆状核粒细胞,此阶段细胞已失去分裂能力。③贮备池(storage pool):包括部分杆状核粒细胞及分叶核粒细胞,其数量约为外周血的 5~20 倍。以上三个池均存在于骨髓中。④循环池(circulating pool):由贮备池进入外周血中的成熟粒细胞约一半随血液循环,即为外周血检查的粒细胞数。⑤边缘池(marginal pool):进入外周血的半数粒细胞黏附于血管壁构成边缘池,其与循环池的粒细胞之间可互换,处于动态平衡。

外周血白细胞检查是血液一般检验的重要项目之一。机体发生炎症或其他疾病都可引起白细胞总数及各类白细胞所占比例发生变化,因此检查白细胞总数及白细胞分类计数已成为临床辅助诊断的一种重要方法。

(一)白细胞计数

白细胞计数(white blood cell count,WBC)是指测定单位体积外周血中各类白细胞总的数量。

1.检测原理　白细胞计数方法有显微镜计数法和血液分析仪法。

(1)显微镜计数法:用白细胞稀释液将血液标本稀释一定倍数并破坏红细胞后,充入改良牛鲍血细胞计数板中,在显微镜下计数一定区域内的白细胞数量,经换算求出每升血液中白细胞总数。

常用白细胞稀释液由蒸馏水、乙酸和染料(如结晶紫或亚甲蓝)组成。其中蒸馏水因为低渗以溶解红细胞;乙酸可加速红细胞的溶解,同时能固定核蛋白,使白细胞核显现,易于辨认;染料可使核略着色,且易与红细胞稀释液区别。

(2)血液分析仪法:多采用电阻抗法及光散射法等。

2.方法学评价　见红细胞计数。

3.参考区间　成人:$(3.5\sim9.5)\times10^9/L$;儿童:$(5\sim12)\times10^9/L$;6 个月~2 岁:$(11\sim12)\times10^9/L$;新生儿:$(15\sim20)\times10^9/L$。

4.临床意义　白细胞总数高于参考区间的上限称为白细胞增多(leukocytosis);低于参考区间的下限称为白细胞减少(leukopenia)。由于白细胞增多或减少主要受中性粒细胞数量的影响,其临床意义见白细胞分类计数。

(二)白细胞分类计数

由于各类白细胞的生理功能不同,其在外周血中数量变化的临床意义也不同,因此仅仅计数外周血中白细胞总数是不够的,需要对各类白细胞分别计数。白细胞分类计数(differential leukocyte count,DLC)是根据外周血中各类白细胞的形态特征进行分类计数,以求得各类白细胞所占的百分率和绝对值。

1.检测原理　白细胞分类计数方法有显微镜法和血液分析仪法。

(1)显微镜白细胞分类计数法:将血液制备成薄膜涂片,经 Wright 染色后,在显微镜下根据各类白细胞的形态特征逐个分别计数,然后求出各类白细胞所占的百分率,也可以根据白细胞总数计算出各类白细胞的绝对值。各类白细胞的正常形态特征见表1-8。

表1-8　外周血各类白细胞正常形态特征

白细胞	直径(μm)	形态	细胞质	细胞核	染色质
中性粒细胞	10~15	圆形	粉红色,含许多细小、均匀的紫红色颗粒	杆状核弯曲呈腊肠样,两端钝圆;分叶核分为2~5叶,以3叶核为主	深紫红色,粗糙,致密成团
嗜酸性粒细胞	13~15	圆形	着色不清,充满粗大、整齐、均匀的橘红色颗粒	多分2叶,呈眼镜样	深紫红色,粗糙
嗜碱性粒细胞	10~12	圆形	着色不清,含少量大小不一、分布不均、排列杂乱的紫黑色颗粒,常覆盖核上	因颗粒覆盖致使核结构模糊不清	深紫红色,粗糙模糊
淋巴细胞	6~15	圆形或椭圆形	淡蓝色透明,小淋巴细胞质很少,一般无颗粒,大淋巴细胞可有少量粗大不均匀、紫红色颗粒	圆形或椭圆形,外缘光滑,常偏于一侧,小淋巴细胞因胞质很少有时似裸核	深紫红色,粗糙,致密成块状,排列均匀
单核细胞	12~20	圆形、椭圆或不规则形	胞质丰富,灰蓝色半透明,含大量细小、灰尘样紫红色颗粒	肾形、马蹄形、山字形、不规则形,常折叠扭曲	淡紫红色,细致疏松如网状,有膨胀和立体感

(2)血液分析仪法:利用多项技术(如电学、光学、细胞化学染色和流式细胞术)联合检测。

2.方法学评价　白细胞分类计数的方法学评价见表1-9。

表1-9　白细胞分类计数的方法学评价

方法	优点	缺点	适用范围
显微镜计数法	设备简单,费用低廉,可及时发现各类白细胞形态的病理变化	费时,受血涂片质量、染色效果及检验人员经验等的影响,精确性及重复性差	白细胞分类计数的参考方法,对仪器法的异常结果进行复核
血液分析仪法	分析细胞多,速度快,准确性高,重复性好,易于标准化	仪器较贵,试剂成本较高,不能准确识别细胞类别和病理变化	适用于大规模人群健康筛查,大批量标本筛检等

3.参考区间　成人白细胞分类计数参考区间见表1-10。

表1-10　成人白细胞分类计数参考区间

白细胞	百分率(%)	绝对值(×10⁹/L)
中性杆状核粒细胞(Nst)	1~5	0.04~0.5
中性分叶核粒细胞(Nsg)	40~75	1.8~6.3
嗜酸性粒细胞(E)	0.4~8.0	0.02~0.52
嗜碱性粒细胞(B)	0~1	0~0.06
淋巴细胞(L)	20~50	1.1~3.2
单核细胞(M)	3~10	0.1~0.6

4.临床意义

(1)白细胞总数与中性粒细胞:中性粒细胞具有趋化、变形、黏附、吞噬及杀菌等功能,在机体防御和抵抗病原体侵袭过程中发挥重要作用。由于外周血液中,中性粒细胞占白细胞比例最大,白细胞总数增多或减少主要受中性粒细胞数量的影响,因此二者数量变化的临床意义基本一致。在某些病理情况下,有时二者的数量关系也表现出不一致的情况,此时需要具体分析。

①白细胞或中性粒细胞生理性变化:白细胞数量的生理性波动较大,一般认为白细胞计数波动在30%以内表示无临床意义,只有通过定时和连续观察才有意义。白细胞或中性粒细胞生理性变化见表1-11。

表1-11 白细胞或中性粒细胞生理性变化

状态	生理变化
年龄	新生儿白细胞总数较高(15×10^9/L),主要为中性粒细胞,到6~9天逐渐下降至与淋巴细胞大致相等,以后淋巴细胞逐渐升高。2~3岁后,淋巴细胞又开始下降,中性粒细胞逐渐上升,至4~5岁两者又基本相等,以后中性粒细胞逐渐增高至成人水平
日间变化	静息状态时较低,进食和活动后较高;午后较早晨高;一天之内变化可相差1倍
运动、疼痛和情绪	脑力和体力劳动、冷热刺激、日光或紫外线照射等可使白细胞轻度增高;剧烈运动、剧痛和情绪激动等可使白细胞显著增高
妊娠与分娩	妊娠期白细胞常增加,妊娠5个月以上可多达15×10^9/L;分娩时因产伤、产痛、失血等刺激,白细胞可达35×10^9/L,产后2周内可恢复正常
吸烟	吸烟者平均白细胞总数可高于非吸烟者30%

②中性粒细胞增多症(neutrocytosis):引起中性粒细胞病理性增多的原因大致分为反应性增多和异常增生性增多。

a.反应性增多:为机体对各种病理因素刺激产生的应激反应,动员骨髓贮备池中的粒细胞释放或边缘池粒细胞进入血循环。因此,反应性增多的粒细胞多为成熟的分叶核或杆状核粒细胞。常见于:急性感染或炎症、组织损伤、急性溶血、急性失血、急性中毒、恶性肿瘤。

b.异常增生性增多:类白血病反应(leukemoid reaction)是指机体在有明确病因的刺激下,外周血中白细胞数中度增高(很少达到白血病的程度),并可有数量不等的幼稚细胞出现,常伴有中性粒细胞中毒性改变,其他细胞如红细胞和血小板一般无明显变化。引起类白血病反应的病因很多,以严重急性感染最为常见,当病因去除后,类白血病反应也逐渐消失。

③中性粒细胞减少症(neutropenia):引起中性粒细胞减少的机制主要有细胞增殖和成熟障碍、消耗或破坏过多以及分布异常等。

a.某些感染:某些革兰阴性杆菌(如伤寒、副伤寒)、病毒(如流感)等感染时。

b.血液病:如再生障碍性贫血,白细胞可$<1 \times 10^9$/L,分类时淋巴细胞相对增多,中性粒

细胞绝对值为其最重要的预后指标。

c. 理化损伤:长期接触电离辐射(X 射线)、苯、铅、汞以及化学药物(如氯霉素)等,可抑制骨髓细胞有丝分裂而致白细胞减少。

d. 脾功能亢进:各种原因所致的脾大可促使单核－吞噬细胞系统破坏过多的白细胞,以及分泌过多的脾素抑制骨髓造血而致白细胞减少。

e. 自身免疫性疾病:由于机体产生白细胞自身抗体,导致其破坏过多。

(2)嗜酸性粒细胞:嗜酸性粒细胞是粒细胞系统中的重要组成部分,其主要作用是抑制过敏反应、参与对寄生虫的免疫反应等。临床上有时需要准确了解嗜酸性粒细胞的变化,因此须采用直接计数法。其显微镜计数法原理类似白细胞计数,所用稀释液主要作用有保护嗜酸性粒细胞(如丙酮、乙醇)、破坏红细胞和中性粒细胞(如碳酸钾、草酸铵)及使嗜酸性粒细胞着色(如伊红、溴甲酚紫等)。

①生理性变化:正常人外周血嗜酸性粒细胞白天较低,夜间较高,上午波动大,下午较恒定。

②嗜酸性粒细胞增多(eosinophilia):a. 寄生虫病。b. 过敏性疾病。c. 某些皮肤病。d. 血液病。e. 某些传染病。f. 恶性肿瘤。g. 高嗜酸性粒细胞增多综合征。h. 其他:如脾切除、脑线垂体功能低下、肾上腺皮质功能不全等。

③嗜酸性粒细胞减少(eosinopenia):其临床意义较小,可见于长期应用肾上腺皮质激素、某些急性传染病如伤寒初期等。

④嗜酸性粒细胞计数的其他应用:临床上常常用于观察急性传染病的预后、观察大手术和烧伤患者的预后及肾上腺皮质功能测定。

(3)嗜碱性粒细胞:嗜碱性粒细胞的主要功能是参与Ⅰ型超敏反应,在外周血中数量很少。

①嗜碱性粒细胞增多(basophilia):常见于以下疾病:a. 过敏性和炎症性疾病。b. 慢性粒细胞性白血病。c. 骨髓增殖性肿瘤。d. 嗜碱性粒细胞白血病。

②嗜碱性粒细胞减少(basopenia):由于外周血中嗜碱性粒细胞数量本来很少,其减少临床上意义不大。

(4)淋巴细胞:淋巴细胞为人体重要的免疫细胞,包括 B 淋巴细胞、T 淋巴细胞及少量 NK 细胞等。在普通光学显微镜下,淋巴细胞各亚群形态相同,不能区别。

①淋巴细胞增多(lymphocytosis):婴儿出生一周后,淋巴细胞与中性粒细胞大致相等,可持续至 6～7 岁,以后淋巴细胞逐渐降至成人水平。因此整个婴幼儿及儿童期外周血淋巴细胞较成人高,属于淋巴细胞生理性增多。淋巴细胞病理性增多见于:a. 感染性疾病。b. 组织器官移植后。c. 白血病。d. 淋巴细胞相对增高。

②淋巴细胞减少(lymphopenia):主要见于长期接触放射线、应用肾上腺皮质激素、免疫缺陷性疾病等。另外各种引起中性粒细胞增多的因素均可导致淋巴细胞百分率相对减少。

(5)单核细胞:单核细胞与组织中的吞噬细胞构成单核－吞噬细胞系统,具有吞噬和杀灭病原体、清除损伤或死亡的细胞以及处理抗原等功能。

①单核细胞增多(monocytosis):儿童外周血单核细胞较成人稍高,妊娠及分娩期亦可增多,属于生理性增多。单核细胞病理性增多见于以下疾病:a.某些感染某些血液病。b.结缔组织病等。

②单核细胞减少(monocytopenia):临床意义不大。

(三)白细胞形态学检查

在病理情况下,除了白细胞总数及其分类发生变化外,有时白细胞的形态也会发生改变。白细胞形态学检查主要采用显微镜法,血涂片经 Wright 染色后在显微镜下观察白细胞的形态变化(图1-1)。

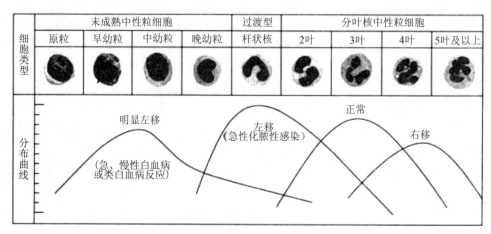

图1-1 中性粒细胞核象变化

1. 中性粒细胞的核象变化 中性粒细胞的核象是指粒细胞的分叶状况,反映粒细胞的成熟程度。正常情况下,外周血中性粒细胞以分叶核为主,常分为2~5叶,杆状核较少,杆状核与分叶核之间的比值为1:13。病理情况下,中性粒细胞的核象可发生变化,出现核左移或核右移(图1-1)。

(1)核左移(shift to the left):外周血中杆状核粒细胞增多或出现更幼稚的粒细胞时称为核左移。核左移是机体的一种反应性改变,常见于化脓性感染、急性溶血、急性失血等。

(2)核右移(shift to the right):外周血中分叶粒细胞增多,并且5叶核以上的中性粒细胞超过3%时称为核右移。核右移常伴有白细胞总数减少。

2. 中性粒细胞的毒性变化 在严重感染、败血症、中毒、恶性肿瘤、大面积烧伤等病理情况下,中性粒细胞可出现一系列形态改变。

(1)大小不均(anisocytosis):在一些病程较长的化脓性感染时,中性粒细胞体积大小悬殊,可能与内毒素等因素作用于骨髓内幼稚细胞发生顿挫性不规则分裂有关。

(2)中毒颗粒(toxic granulation):中性粒细胞胞质中出现粗大、大小不等、分布不均的紫黑色或紫褐色颗粒,称中毒颗粒。常见于严重化脓性感染及大面积烧伤等,可能与粒细胞颗粒生成过程受阻或变性有关。

（3）空泡（vacuolation）：多出现在中性粒细胞胞质中，可为单个，常为数个，亦可在核中出现。常见于严重感染，可能与细胞脂肪变性或颗粒缺失有关。

（4）杜勒小体（Döhle body）：又称蓝斑，指中性粒细胞胞质中出现蓝色或灰色的包涵体，呈圆形、梨形或云雾状，界限不清，直径约 $1\sim2\mu m$。常见于严重感染，是胞质因毒性变而保留的嗜碱性区域，其胞质局部发育不成熟，核与胞质发育不平衡。

（5）退行性变（degeneration）：细胞发生胞体肿大、结构模糊、边缘不清晰、核固缩、核肿胀和核溶解（染色质模糊、疏松）等现象，是细胞衰老死亡的表现。

3. Auer 小体（auer body）　白细胞胞质中出现 1 条或数条紫红色细杆状物质，长约 $1\sim6\mu m$，亦称为棒状小体。棒状小体对鉴别急性白血病的类型有重要意义，急性粒细胞白血病和急性单核细胞白血病可见到棒状小体，而急性淋巴细胞白血病则无。

4. 中性粒细胞胞核形态的异常　包括多分叶核中性粒细胞、巨多分叶核中性粒细胞、巨杆状核中性粒细胞、双核粒细胞和环形杆状核粒细胞等，常见于巨幼细胞性贫血、抗代谢药物治疗后、骨髓增生异常综合征（myelodysplastic syndrome，MDS）及恶性血液病等。

5. 其他中性粒细胞畸形　多与遗传因素相关，包括 Pelger－Huët 畸形、Chediak－Higashi 畸形、Alder－Reilly 畸形及 May－Hegglin 畸形等。

6. 淋巴细胞的异常形态

（1）异型淋巴细胞（atypical lymphocyte）：在病毒、过敏原等因素的刺激下，外周血淋巴细胞增生并发生异常形态变化，称为异型淋巴细胞。已知异型淋巴细胞主要为 T 细胞，其形态变异是因增生亢进，甚至发生母细胞化所致，表现为胞体增大、胞质增多、嗜碱性增强、细胞核母细胞化等。Downey 按形态特征将其分为 3 型：

Ⅰ型（空泡型或浆细胞型）：最为常见，其胞体比正常淋巴细胞稍大，多为圆形；核呈圆形、肾形或不规则形，常偏位，染色质粗糙呈粗网状或块状；胞质丰富，染深蓝色，无颗粒，含空泡或呈泡沫状。

Ⅱ型（不规则形或单核细胞型）：胞体较大，外形不规则，多有伪足；核呈圆形或不规则，染色质较Ⅰ型细致；胞质丰富，染淡蓝或蓝色，有透明感，边缘处着色较深，一般无空泡，可有少数嗜天青颗粒。

Ⅲ型（幼稚型）：胞体较大；核呈圆形或椭圆形，染色质细致呈网状，可有 $1\sim2$ 个核仁；胞质较少，染深蓝色，可有少数空泡。

（2）卫星核淋巴细胞：淋巴细胞主核旁边另有 1 个游离的小核，称为卫星核。常见于接受较大剂量电离辐射、核辐射、抗癌药物等造成的细胞损伤，可作为致畸、致突变的客观指标之一。

（3）浆细胞（plasmacyte）：浆细胞为 B 细胞经抗原刺激后转化而成，正常外周血一般少见或无。在传染性单核细胞增多症、流行性出血热、梅毒及结核病等外周血中可出现浆细胞。另外，在多发性骨髓瘤患者中外周血可出现异常的浆细胞，较普通浆细胞大、胞质增多、核染色质细致。

三、血小板计数

血小板(platelet,PLT)由骨髓中成熟的巨核细胞边缘部分破裂脱落后形成,通常每个巨核细胞可产生 200 个以上的血小板,其外周血中的数量受血小板生成素的调节。血小板具有维持血管内皮完整性以及黏附、聚集、释放、促凝和血块收缩等功能,主要参与一期止血过程和促进血液凝固,因此在止血与凝血,以及在心血管疾病等病理生理过程中起着重要作用。

血小板计数(platelet count)是指测定单位体积外周血中血小板的数量,为止凝血检查中最基本、最常用的筛选试验之一。

（一）检测原理

血小板计数方法有显微镜计数法、血液分析仪法和流式细胞仪法,其中显微镜计数法有普通光学显微镜法和相差显微镜法。

1.普通光学显微镜计数法　其计数原理与红细胞、白细胞计数相同。常用的血小板稀释液有能溶解红细胞的草酸铵稀释液和复方尿素稀释液等。

2.相差显微镜计数法　利用光线通过透明物体时产生的相位差而转化为光强差,从而增强被检物立体感的原理,识别血小板的形态。

3.血液分析仪法　多采用电阻抗法及光散射法等。

4.流式细胞仪法　利用荧光染料标记血小板特异性抗体,采用流式细胞仪计数血小板。

（二）方法学评价

血小板计数的方法学评价见表 1-12。

表 1-12　血小板计数的方法学评价

方法	优点	缺点	适用范围
普通光学显微镜法	草酸铵稀释液破坏红细胞,血小板形态清晰,为首选稀释液;复方尿素稀释液使血小板肿胀后易辨认	影响因素较多,重复性和准确性较差;复方尿素稀释液中尿素易分解,不能完全破坏红细胞	适用于基层医疗单位和分散检测
相差显微镜法	血小板易于识别,准确性高,并可照相后核对计数结果,为手工法的参考方法	仪器较昂贵	临床上较少使用
血液分析仪法	操作简便,测定速度快,重复性好,准确性高,能同时测 MPV 及 PDW 等多个指标	不能完全区分血小板与其他类似大小物质(如红细胞、白细胞碎片及杂质),采用 EDTA 钾盐抗凝时,血小板易聚集	适用于大规模人群健康筛查,大批量标本筛检等
流式细胞仪法	准确性高,是目前 ICSH 推荐的参考方法	仪器及试剂较昂贵	主要用于科学研究

（三）参考区间

$(125\sim350)\times10^9/L$。

(四)临床意义

1.生理性变化 正常人血小板数量随着时间和生理状态而变化,一天之内可增减6%～10%,午后略高于早晨;冬季较春季高;平原居民较高原居民低;月经前较低,月经后逐渐上升;妊娠中晚期增高,分娩后即减低;运动、饱餐后增高,休息后恢复;静脉血血小板计数较毛细血管血高约10%。

2.病理性变化

(1)血小板减少:血小板低于参考区间的下限称为血小板减少,是临床上引起出血的常见原因。常见疾病如下:①血小板生成障碍。②血小板破坏过多。③血小板消耗过多。④血小板分布异常。⑤先天性血小板减少:如新生儿血小板减少症、巨大血小板综合征等。

(2)血小板增多:血小板高于参考区间的上限称为血小板增多,是血栓形成的危险因素。在原因不明的血小板增多患者中,约有50%为恶性疾病。

①原发性血小板增多:如慢性粒细胞白血病、真性红细胞增多症、原发性血小板增多症等。

②反应性血小板增多:如急性大出血、急性溶血、急性化脓性感染、肿瘤等。

③其他疾病:如外科手术、脾切除等。

第二节 网织红细胞计数

网织红细胞(reticulocyte,Ret)是介于晚幼红细胞脱核到完全成熟的红细胞之间的过渡细胞,略大于成熟红细胞(直径 $8.0\sim9.5\mu m$),因其胞质中残存的嗜碱性物质 RNA 经碱性染料(如煌焦油蓝、新亚甲蓝等)活体染色后,形成蓝色或紫色的点粒状或丝网状沉淀物,故名为网织红细胞。在红细胞发育过程中,胞质中的 RNA 含量有明显规律性变化,即原始阶段较为丰富,然后逐渐减低,网织红细胞自骨髓释放到外周血液后仍具有合成血红蛋白的能力,1～2天后,RNA 完全消失,过渡为成熟红细胞。红细胞中网状结构越多,表示细胞越幼稚。ICSH 将网织红细胞分为 4 型(表1—13)。

表1—13 网织红细胞分型及特征

分型	形态特征	正常存在部位
Ⅰ型(丝球型)	嗜碱性物质呈致密块状	仅存在于骨髓
Ⅱ型(网型)	嗜碱性物质呈疏松网状结构	大量存在于骨髓,极少见于外周血液中
Ⅲ型(破网型)	嗜碱性物质呈散在的不规则枝点状结构	少量存在于外周血液中
Ⅳ型(点粒型)	嗜碱性物质少,呈分散的细颗粒、短丝状	主要存在于外周血液中

网织红细胞检测的目的如下:①鉴别贫血的类型。②检查骨髓的功能。③监测贫血的治疗效果。④评估骨髓移植后、再生障碍性贫血、细胞毒药物诱导治疗后或 EPO 治疗后的红细

胞造血情况。

一、检测原理

网织红细胞的 RNA 以弥散胶体状态存在。常规血细胞染色法(如 Wright 染色)对细胞进行了固定,即使网织红细胞的核酸物质着色,也难以在普通显微镜下识别。网织红细胞必须经活体或特殊染色后,才可用显微镜识别或经仪器分类计数。

1. 普通显微镜法　活体染料(新亚甲蓝或煌焦油蓝)的碱性着色基团(带正电荷)可与网织红细胞 RNA 的磷酸基(带负电荷)结合,使 RNA 胶体间的负电荷减少而发生凝缩,形成蓝色的点状、线状或网状结构。

2. 血液分析仪法　特殊染料与网织红细胞中 RNA 结合后进行 RNA 定量,可精确计数网织红细胞占红细胞的百分数(Ret%),并可根据 RNA 含量将网织红细胞分类及计算网织红细胞其他参数。

二、方法学评价

网织红细胞计数的方法学评价见表 1-14。

表 1-14　网织红细胞计数的方法学评价

方法	评价
普通显微镜法	简便、成本低,可直观细胞形态;但影响因素多,重复性差
玻片法	水分易蒸发,染色时间短,结果偏低
试管法	易掌握,重复性较好,易复查
Miller 窥盘计数法	规范计算区域,减少了实验误差。ICSH 推荐的方法
血液分析仪法	检测细胞多,精密度高,与手工法相关性好易标准化;仪器贵;在出现豪一焦小体、有核红细胞、巨大血小板时结果常出现假性增高

三、参考区间

①成人、儿童:0.5%～1.5%。②新生儿:2.0%～6.0%。③成人绝对值:$(24\sim84)\times10^9/L$。

四、临床意义

网织红细胞计数是反映骨髓造血功能的重要指标,表示骨髓造血功能旺盛程度。

1. 网织红细胞计数

(1)增多:表示骨髓红细胞生成旺盛。常见以下情况:①溶血性贫血(Ret 可增至 6%～8%或更高)。②放射治疗和化学治疗后观察贫血疗效。④脾功能亢进。⑤红细胞生成素治疗后。⑥骨髓移植后。

（2）降低：这是无效红细胞造血的指征，见于以下情况：①再生障碍性贫血。②骨髓病性贫血。

（3）鉴别贫血：①小细胞性贫血：当铁蛋白和转铁蛋白饱和度正常时，网织红细胞增多常见于血红蛋白病，网织红细胞正常常见于慢性炎症性疾病。②正细胞性贫血：网织红细胞增多常见于急性出血和溶血综合征，网织红细胞正常或降低常见于骨髓衰竭或慢性贫血。③大细胞性贫血：网织红细胞增多常见于维生素 B_{12} 或叶酸治疗后。

（4）放疗和化疗的监测：网织红细胞的动态观察可指导临床适时调整治疗方案，避免造成严重的骨髓抑制。

2. 网织红细胞生成指数（reticulocyte production index，RPI）　表网织红细胞生成相当于正常人的多少倍。正常人 RPI 为 1，当 RPI<1 时，提示骨髓增生低下或红细胞系统成熟障碍所致贫血；当 RPI>3 时，提示溶血性贫血或急性失血性贫血。

其公式为：

$$RPI = \frac{网织红细胞百分数}{2} \times \frac{患者血细胞比容}{0.45}$$

式中："2"为网织红细胞成熟时间，"0.45"为正常人的血细胞比容。

RPI 是衡量有效红细胞生成的很好的指标。如果贫血患者 RPI 升高至正常的 3 倍以上，说明患者的肾功能、EPO 反应、骨髓代偿能力是正常的，进一步提示贫血是由于溶血或失血引起的。骨髓代偿反应良好的贫血患者，其 RPI>1。如果 RPI<1，即使 Ret 计数升高，其骨髓的代偿能力也不充分。

第三节　红细胞沉降率测定

红细胞沉降率（erythrocyte sedimentation rate，ESR）是指在规定条件下，离体抗凝血在静止过程中，红细胞自然下沉的速率，简称血沉。ESR 是反映红细胞聚集性的一项指标。ESR 是传统且应用较广的指标，在临床诊断上 ESR 检测虽然缺乏特异性，但对某些疾病的鉴别诊断、动态观察病情及疗效有一定临床价值。

一、检测原理

1. 手工法　主要有魏氏（Westergren）法、Wintrobe 法及潘氏法等，其基本原理相似，其中魏氏法为 ICSH 推荐的标准方法。其原理为将 3.2% 枸橼酸钠抗凝血置于特制的刻度血沉管内，在室温下垂直立于血沉架 1 小时后，读取上层血浆的高度，即为红细胞沉降率，以 mm/h 报告结果。

2. 自动血沉仪法　红细胞在一定管径的玻璃管中由于重力的作用自由沉降。经过大量的实验观察发现，沉降过程分为三个阶段：第一阶段：红细胞缗钱样聚集期，沉降较慢，约 10 分钟；第二阶段：红细胞快速沉降期，聚集逐渐减弱，细胞以恒定速度下沉，约 40 分钟；第三阶段：红细胞堆积期，此期红细胞缓慢下沉，试管底部聚集，约 10 分钟。

全自动血沉仪根据红细胞下沉过程中血浆浊度的改变,采用光电比浊法、红外线扫描法或摄影法动态分析红细胞下沉各个阶段血浆的透光度,以微电脑记录并打印结果。

二、方法学评价

1. 手工法　简便实用,其中魏氏法为传统方法,为国内规范方法,ICSH 推荐的标准法,ICSH、CLSI 以及 WHO 均有血沉检测的标准化文件。ICSH 方法(1993)及 CLSI(2000)方法均以魏氏法为基础,建立了新的血沉检验"参考方法"和供常规使用的"选择方法",后者简称"常规工作方法",并分别制定了新的操作规程。新方法对血沉管的规格、抗凝剂的使用、血液标本的制备方法等做了重新规定。使用一次性血沉管,方便、安全卫生。但使用一次性血沉管成本较高,质量难以保证,结果只反映血沉的终点变化。

2. 仪器法　具有自动化程度高、测量时间短、重复性好、影响因素少且宜于标准化等优点。血沉仪可动态记录整个血沉过程的变化,描绘出红细胞沉降的曲线,为临床分析不同疾病或疾病不同阶段血沉测定结果提供了新的手段。测定结果应与"参考方法"比较,制定参考区间。

三、参考区间

魏氏法:成年男性 0～15mm/h;成年女性 0～20mm/h。

四、临床意义

血沉是一项常规筛检试验,血的改变缺乏特异性,故不能单独根据血沉的变化来诊断疾病,但是在观察病情的动态变化、区别功能性与器质性病变、鉴别良性与恶性肿瘤等方面仍然具有一定的参考价值。

1. 血沉加快

(1)生理性血沉加快:12 岁以下的儿童,由于红细胞数量生理性低下,血沉略快。老年人因纤维蛋白原含量逐渐增高,血沉常见增快。女性由于纤维蛋白原含量高,血沉较男性快。女性月经期血沉增快,妊娠 3 个月以上由于生理性贫血、胎盘剥离、产伤和纤维蛋白原含量增高,血沉增快可达 30mm/h 或更高。

(2)病理性血沉加快:①组织损伤:如严重创伤和大手术后。②炎症疾病:急性细菌感染、风湿病活动期、结核病活动期等。③恶性肿瘤:与肿瘤组织坏死、纤维蛋白原增高、感染和贫血有关。④高球蛋白血症:多发性骨髓瘤、巨球蛋白血症、系统性红斑狼疮、肝硬化、慢性肾炎等导致免疫球蛋白增高。⑤自身免疫病:结缔组织疾病。⑥高胆固醇血症。⑦其他:退行性疾病、巨细胞性动脉炎等。

2. 血沉减慢　新生儿因纤维蛋白原含量低,红细胞数量较高,血沉较慢(在 2mm/h)。一般临床意义较小。红细胞数量明显增多,如真性红细胞增多症和各种原因所致的脱水导致的血液浓缩、弥散性血管内凝血(DIC)、纤维蛋白原含量减低、红细胞形态异常等血沉会减慢。

第四节 骨髓细胞形态学检验

骨髓细胞形态学检验是临床血液学检验中重要的组成部分。通过在光学显微镜下观察骨髓穿刺液涂片中血细胞成分数量和比例的改变，以及形态的异常，从而了解骨髓的造血功能和病理改变，在诊断血液系统疾病、观察疗效、判断预后及其他系统疾病的诊断和辅助诊断方面具有一定的价值。

一、血细胞发育过程中形态学演变的一般规律及骨髓中正常血细胞形态学特征

（一）血细胞发育过程中形态学演变的一般规律

血细胞由造血干细胞分化为各系祖细胞后，再进一步发育成为可以从形态学上辨认的各系原始及幼稚细胞，这是一个连续的发育成熟过程，其形态学变化有一定规律性。为了研究等目的，人为地将细胞划分为各个阶段，在分类中，处于发育中间阶段的细胞可划入下一阶段。血细胞发育过程中的形态学演变规律见表1—15。

表1—15 血细胞发育过程中形态学演变一般规律

内容	特征	备注
细胞大小	大→小	原始粒细胞比早幼粒细胞小，巨核细胞由小变大
核质比（N/C）	高→低	
细胞核大小	大→小	成熟红细胞核消失
核形	圆→凹陷→分叶	有的细胞不分叶
核染色质	细致→粗糙，疏松→紧密	
核膜	不明显→明显	
核仁	清晰→消失	
胞质量	少→多	小淋巴细胞胞质量少
胞质颜色	嗜碱性（蓝色）→嗜酸性（红色）	
颗粒	无→少→多	粒细胞分中性、嗜酸及嗜碱颗粒（红细胞系统无颗粒）

（二）正常血细胞形态学特征

1．红细胞系统

（1）原始红细胞（pronormoblast）：胞体直径 15～25μm，呈圆形或椭圆形，常有钝角状或瘤状突起。胞核呈圆形或椭圆形，居中或稍偏位，占细胞直径的 4/5，核染色质呈细颗粒状，核仁 1～2 个，大小不一，呈淡蓝色。胞质量较丰富，深蓝色，不透明，呈油画蓝感，在核周形成淡染区。

（2）早幼红细胞（early normoblast）：胞体直径 10～18μm，较原始红细胞小，呈圆形或椭圆

21

形。胞核呈圆形,多居中,占细胞直径的 2/3 以上,核染色质呈较粗颗粒状或小块状,有聚集现象,核仁模糊或消失。细胞质的量相对较多,染深蓝色,不透明,因开始合成血红蛋白,故着色较原始红细胞淡,但不应出现红色调。瘤状突起及核周淡染区仍可见。

(3)中幼红细胞(polychromatic normoblast):较早幼红细胞明显为小,直径 $8\sim15\mu m$,圆形。胞核呈圆形,占细胞直径的 1/2,核染色质呈块状或条索状,核仁消失。细胞质的量明显增多,由于血红蛋白含量逐渐增多并与嗜碱性物质同时存在而呈嗜多色性,染灰色、灰蓝色或红蓝色。

(4)晚幼红细胞(orthochromatic normoblast):细胞更小,直径 $7\sim10\mu m$,圆形。胞核圆,居中或偏位,占细胞直径 1/2 以下,核染色质聚集呈墨块状,染黑色。细胞质的量多,呈淡红色或浅灰色。

(5)红细胞(erythrocyte):胞体平均直径 $7.2\mu m$,两面呈微凹圆盘状,无核,胞质淡红色,无颗粒。

2.粒细胞系统

(1)原始粒细胞(myeloblast)Ⅰ型:直径 $10\sim18\mu m$,圆形或椭圆形。胞核占细胞直径的 2/3 以上,呈圆形或椭圆形,居中或稍偏一侧,核染色质呈细颗粒状,分布均匀似一层薄纱,核仁 $2\sim5$ 个,呈蓝色或无色。胞质量少,呈透明天蓝色或水彩蓝色,无颗粒。

(2)原始粒细胞Ⅱ型:除具有原始粒细胞Ⅰ型的形态特点外,胞质中还有少量细小的紫红色颗粒。

(3)早幼粒细胞(promyelocyte):直径 $12\sim20\mu m$,是粒细胞系各阶段细胞中最大者,呈圆形。胞核呈圆形或椭圆形,多偏位,核染色质开始聚集,呈颗粒状,多数细胞可见核仁。细胞质的量较原始粒细胞为多,呈淡蓝色、蓝色或深蓝色,细胞质中出现大小不一、形态多样、多少不等、分布不均的紫红色嗜天青颗粒。

(4)中幼粒细胞(myelocyte):根据细胞质中出现的特异性颗粒性质,将中幼粒细胞分为:

①中性中幼粒细胞(neutrophilic myelocyte):胞体直径 $10\sim18\mu m$,圆形。胞核呈椭圆形或一侧扁平,占细胞直径的 $1/2\sim2/3$,核染色质呈粗颗粒状或凝集小块,核仁消失。胞质量丰富,淡红色,其中含细小、均匀的紫红色中性颗粒。

②嗜酸性中幼粒细胞(eosinophilic myelocyte):略大于中性中幼粒细胞,直径 $15\sim20\mu m$。胞核与中性中幼粒细胞相似。细胞质中充满粗大、均匀、排列紧密的橘红色嗜酸性颗粒,较中性颗粒大、有折光性。

③嗜碱性中幼粒细胞(basophilic myelocyte):略小于中性中幼粒细胞,直径胞核呈圆形或椭圆形,染色质结构模糊,细胞质呈淡粉色,可见数目不等、大小不一、排列不均的紫黑色嗜碱性颗粒。

(5)晚幼粒细胞(metamyelocyte):根据细胞质中的颗粒性质分为中性、嗜酸性和嗜碱性晚幼粒细胞。

①中性晚幼粒细胞(neutrophilic metamyelocyte):直径 $10\sim16\mu m$,圆形。胞核明显凹

陷,呈肾形、马蹄形、半月形,但凹陷程度不超过核假设直径的 1/2,核染色质粗糙,呈致密块状,核仁消失。胞质量丰富呈淡粉色,其中含有许多细小均匀的紫红色中性颗粒。

②嗜酸性晚幼粒细胞(eosinophilic metamyelocyte):直径 10~16μm,胞质中充满大小均匀、排列紧密的橘红色嗜酸性颗粒,其他基本同中性晚幼粒细胞。

③嗜碱性晚幼粒细胞(basophilic metamyelocyte):直径 10~12μm,略小于中性中幼粒细胞,胞体呈圆形或椭圆形。细胞核呈肾形,染色质结构模糊,胞质呈淡粉色,可见数量不等、大小不一、分布不均的紫黑色嗜碱性颗粒。

(6)杆状核粒细胞(stab granulocyte):根据细胞质中颗粒性质分为中性杆状核粒细胞(neutrophilic stab granulocyte)、嗜酸性杆状核粒细胞(eosinophilic stab granulocyte)和嗜碱性杆状核粒细胞(basophilic stab granulocyte)。

(7)分叶核粒细胞(segmented granulocyte):根据细胞质中颗粒性质分为中性分叶核粒细胞(neutrophilic segmented granulocyte)、嗜酸性分叶核粒细胞(eosinophilic segmented granulocyte)、嗜碱性分叶核粒细胞(basophilic segmented granulocyte)。粒细胞胞核凹陷程度的划分标准见表 1—16。

表 1—16　粒细胞胞核凹陷程度的划分标准

	核凹陷程度		核凹陷程度	
	假设核直径		假设圆形核直径	
中幼粒细胞	/		小于1/2	核凹陷程度 假设圆形核直径
晚幼粒细胞	小于1/2	核凹陷程度 假设核直径	1/2~3/4	核凹陷程度 假设圆形核直径
杆状核粒细胞	大于1/2	核凹陷程度 假设核直径	大于3/4	核凹陷程度 假设圆形核直径
分叶核粒细胞	核丝	核丝	核丝	核丝

3.淋巴细胞系统

(1)原始淋巴细胞(lymphoblast):直径 10~18μm,圆形或椭圆形。胞核呈圆形或椭圆形,居中或稍偏位,核染色质呈细颗粒状,但较原始粒细胞染色质粗,核仁 1~2 个。胞质量少,呈蓝色或天蓝色,透明,无颗粒。

(2)幼稚淋巴细胞(prelymphocyte):直径 10~16μm 圆形或椭圆形。胞核呈圆形或椭圆形,有的可见凹陷,核染色质较原始淋巴细胞粗糙,核仁模糊或消失。胞质量增多,呈淡蓝色,可出现少量紫红色嗜天青颗粒。

(3)淋巴细胞(lymphocyte)。

4. 单核细胞系

(1)原始单核细胞(monoblast):直径 15～20μm,圆形、椭圆形或不规则形。胞核呈圆形或不规则形,核染色质纤细呈疏松网状,较其他原始细胞淡薄,核仁 1～3 个。细胞质的量较其他原始细胞丰富,灰蓝色,不透明,有时有伪足突出。

(2)幼稚单核细胞(promonocyte):直径 15～25μm,圆形或不规则形。胞核呈圆形或不规则形,可扭曲折叠或分叶,核染色质较原始单核细胞粗糙,仍呈网状,核仁可有可无。细胞质呈灰蓝色,可见多数细小的紫红色嗜天青颗粒。

(3)单核细胞(monocyte)。

5. 浆细胞系

(1)原始浆细胞(plasmablast):直径 14～18μm,圆形或椭圆形。胞核呈圆形,占细胞直径的 2/3 以上,居中或偏位,核染色质呈粗颗粒网状,核仁 3～5 个不等。细胞质的量较多,深蓝色,不透明,较其他原始细胞胞质着色深而暗,无颗粒,有时有空泡。

(2)幼稚浆细胞(proplasmacyte):直径 12～16μm,椭圆形。胞核呈圆形或椭圆形,占细胞直径的 1/2,居中或偏位,核染色质较原始浆细胞粗糙紧密,开始聚集,核仁不清或消失。细胞质最多,染灰蓝色,不透明,有浑浊或泡沫感,可见核周淡染区,偶见嗜天青颗粒。

(3)浆细胞(plasmacyte):直径 8～15μm,圆形或椭圆形。胞核缩小,呈圆形或椭圆形,常偏位,核染色质紧密成块,常排列成车轮状,无核仁。细胞质的量丰富,染蓝色或红蓝相混色,有泡沫感,可见核周淡染区,有空泡,偶见少数嗜天青颗粒。

6. 巨核细胞系

(1)原始巨核细胞(megakaryoblast):直径 15～30μm,圆形或不规则形。胞核呈圆形或背形,常有小切迹,核染色质呈粗大网状,染深紫褐色或淡紫红色,可见 2～3 个核仁,染淡蓝色。细胞质的量较丰富,边缘不规则,染深蓝色,无颗粒。

(2)幼稚巨核细胞(promegakaryocyte):直径 30～50μm,外形不规则。胞核较大且不规则,核染色质粗糙,呈粗颗粒状或小块状,核仁可有可无。细胞质的量最多,呈蓝色或浅蓝色,近核处呈浅蓝色或淡粉红色,可有嗜天青颗粒。

(3)颗粒型巨核细胞(granular megakaryocyte):直径 40～70μm,有时可达 100μm,形态不规则。胞核较大,呈圆形、不规则形或分叶状,核染色质粗粮,呈块状或条索状。细胞质的量极丰富,染粉红色,夹杂有蓝色,充满大量细小紫红色颗粒,但无血小板形成。

(4)产板型巨核细胞(thromocytogenic megakaryocyte):是完全成熟的巨核细胞,是骨髓中最大的细胞,与颗粒型巨核细胞不同的是细胞质中局部或全部形成血小板。

(5)裸核型巨核细胞(naked megakaryocyte):产板型巨核细胞的细胞质解体后,血小板完全脱落,只剩下一胞核,称之为裸核,它将被巨噬细胞吞噬消化而消失。

(6)血小板(platelet):直径 2～4μm,多数呈圆形、椭圆形,也可呈菱形、逗点状、不规则形等,染浅蓝色或淡红色,中心部位有细小紫红色颗粒,无细胞核。

二、骨髓细胞形态学检验的内容与方法

骨髓穿刺液制成骨髓涂片后,先用肉眼观察,选择制备良好、骨髓小粒多的骨髓涂片进行瑞—姬氏染色,并选择染色良好的涂片在显微镜下观察。

(一)低倍镜观察

1.骨髓涂片情况 是否符合取材标准,涂片厚薄是否适度,细胞分布是否均匀,以及有核细胞着色是否正常。若涂片情况较差,选良好涂片,并将情况填写记录。

2.观察骨髓有核细胞增生程度 根据骨髓涂片中所含有核细胞多少,确定骨髓的增生程度,以了解造血功能。通常于骨髓涂片中段选择几个细胞分布均匀的视野,观察成熟红细胞与有核细胞比例,将骨髓增生程度分为 5 级(表 1—17)。

表 1—17 骨髓增生程度分级标准

分级	成熟红细胞：有核细胞	有核细胞占全部细胞百分率(高倍视野)	临床意义
增生极度活跃	1：1	>50%	各类型白血病
增生明显活跃	10：1	10%～50%	各类型白血病、增生性贫血
增生活跃	20：1		正常骨髓或某些贫血
增生减低	50：1	<1%	造血功能低下、部分稀释
增生重度减低	200：1	<0.5%	再生障碍性贫血、完全稀释

3.计数并分类巨核细胞 浏览计数血片内全部巨核细胞,然后转换油镜进行分类计数,并观察巨核细胞及血小板形态。

4.观察有无特殊细胞 注意涂片尾部、上下边缘及骨髓小粒周围有无体积较大或成堆出现的特殊细胞,如转移癌细胞、戈谢细胞、尼曼—匹克细胞、多核巨细胞等。

(二)骨髓涂片的油镜观察

1.有核细胞分类计数 选择有核细胞分布均匀、结构清晰、着色良好的体尾交界部位,用油镜观察,连续分类计数有核细胞 200 个或 500 个。根据细胞形态特点逐一加以辨认,分别计入不同的细胞系和不同的发育阶段,然后计算出各系列细胞及其同发育阶段细胞分别占有核细胞总数的百分率,再累计粒细胞系总数和幼红细胞总数,计算粒红比例(G：E),破碎细胞和核分裂细胞不计在内(可另计),巨核细胞亦不计入。

2.观察各系统细胞形态

(1)粒细胞系:除观察增生程度及各阶段细胞比值外,同时观察胞体的大小(如巨幼样变等),胞核的形态、成熟度(有无 Pelger 形核、核出芽、分叶过多、核溶解等),细胞质有无颗粒异常、空泡、吞噬物等,嗜酸、嗜碱性粒细胞的比值和有无形态异常。

(2)红细胞系:除观察增生程度及各阶段细胞比值外,注意有无形态异常(巨幼样变等),胞核有无固缩、破裂、出芽、细胞质中有无嗜碱性点彩、Howell－Jolly 小体、Cabot 环等。同时观察成熟红细胞大小、形态、着色深浅、血红蛋白含量等是否正常。

(3)巨核细胞:分类计数并观察细胞形态有无异常,同时观察血小板数量、大小、形态、聚集性及颗粒变化。

(4)单核细胞、淋巴细胞、浆细胞、网状细胞、内皮细胞、组织嗜碱细胞、吞噬细胞等有无数量及形态异常。

3. 观察有无异常细胞及寄生虫。

(三)检查结果的分析

1.骨髓增生程度　可反映骨髓增生情况。

2.骨髓中各系列细胞及其各发育阶段细胞的比例

(1)骨髓有核细胞增生活跃。

(2)粒红比值正常(2∶1～4∶1)。

(3)粒细胞系所占比例最大,占 40%～60%,一般原始粒细胞小于 2%,早幼粒细胞小于5%,二者之和小于 10%,中、晚幼粒细胞各小于 15%,成熟粒细胞中杆状核多于分叶核,嗜酸性粒细胞小于 5%,嗜碱性粒细胞小于 1%。

(4)红细胞系占 20%左右,原始红细胞小于 1%,早幼红细胞小于 5%,以中、晚幼红细胞为主,平均各约为 10%,无巨幼红细胞。成熟红细胞大小、形态正常。

(5)淋巴细胞占 20%左右(小儿可达 40%),不易见到原始淋巴细胞和幼稚淋巴细胞。

(6)单核细胞小于 4%,主要是成熟阶段。

(7)浆细胞小于 2%,主要是成熟阶段。

(8)巨核细胞在 1.5cm×3cm 的血膜上可见 7～35 个,难见原始巨核细胞,其中幼稚巨核细胞 0～5%,颗粒型巨核细胞 10%～27%,产板型巨核细胞 44%～60%,裸核型巨核细胞8%～30%。髓片约每 25 个成熟红细胞应有一个血小板,无异形和巨大血小板。

(9)非造血细胞,如网状细胞、吞噬细胞、组织嗜酸细胞等可少量存在,它们百分率虽然很低,但却是骨髓的标志。

(10)无异常细胞和寄生虫,不易见核分裂象。

(四)配合观察血象

计数、分类血涂片中一定数量(至少 100 个)的有核细胞,同时注意各种细胞的形态。

(五)填写骨髓细胞学检查报告单

根据骨髓象和血象检查结果,按报告单的要求,逐项填写及描述骨髓象、血象所表现的特征,提出形态学诊断意见。骨髓细胞形态学检验报告单填写举例见表 1－18。

表 1－18　×××医院　骨髓细胞形态学图文报告单

| 姓名×××　　　　　　性别　女　　　　　　年龄　21 岁　　　　　　科别　血液内科 |
| 取材部位　左髂后上棘　　骨髓片号　2014－1216－M1　　住院号　　　　床号 |

细胞名称		血片	髓片		
		%	$\overline{X}$	±SD	%
粒细胞系统	原始粒细胞		0.42	0.42	
	早幼粒细胞		1.27	0.81	1.0
	中性　中幼		7.32	2.77	6.0
	中性　晚幼		11.36	2.93	9.5
	中性　杆状核	2.0	20.01	4.47	16
	中性　分叶核	63	12.85	4.38	11.5
	嗜酸性　中幼		0.5	0.49	
	嗜酸性　晚幼		0.80	0.64	
	嗜酸性　杆状核		1.06	0.95	
	嗜酸性　分叶核	2.0	1.90	1.48	1.0
	嗜碱性　中幼		0.01	0.03	
	嗜碱性　晚幼		0.02	0.03	
	嗜碱性　杆状核		0.03	0.07	
	嗜碱性　分叶核		0.16	0.24	
红细胞系统	原始红细胞		0.37	0.36	0.5
	早幼红细胞		1.34	0.88	1.5
	中幼红细胞		9.45	3.33	20
	晚幼红细胞		9.64	3.5	16.0
	早巨红细胞				
	中巨红细胞				
	晚巨红细胞				
淋巴细胞系统	原始淋巴细胞		0.01	0.01	
	幼稚淋巴细胞		0.08	0.15	
	淋巴细胞	29	18.90	5.46	16.0
单核细胞系统	原始单核细胞		0.01	0.02	
	幼稚单核细胞		0.06	0.07	
	单核细胞	40	1.45	0.88	1.0
浆细胞系统	原始浆细胞		0.002	0.01	
	幼稚浆细胞		0.03	0.07	
	浆细胞		0.54	0.38	

【骨髓涂片】

1. 骨髓制片染色良好。

2. 有核细胞增生明显活跃,粒红比 1.18:1。

3. 红系明显增生,占 38%,以中晚幼红细胞为主,部分细胞体积小、核固缩、胞质量少、呈蓝色、边缘不整齐,成熟红细胞体积小,部分细胞中心浅染区扩大。

4. 粒系以中晚期细胞为主,各阶段粒细胞比例和形态无明显异常。

5. 淋巴细胞、单核细胞无明显异常。

6. 全片巨核细胞 72 个。分类 25 个,其中幼稚巨核 1 个、颗粒巨核 12 个、产板巨核 11 个、裸核 1 个。血小板成堆可见,形态正常。

7. 全片未见其他明显异常细胞及寄生虫。

【血涂片】

白细胞形态正常红细胞体积小,中心浅染区扩大。血小板成堆可见。

【细胞化学染色】

铁染色:外铁(一),内铁阳性率 2%。

【诊断意见及建议】

结合临床及其他检查,提示缺铁性贫血骨髓象,建议做血清铁、铁蛋白等测定。

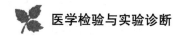

(续表)

姓名×××		性别　女		年龄　21 岁		科别　血液内科
取材部位　左髂后上棘		骨髓片号　2014－1216－M1		住院号		床号

其他 细胞	组织细胞		0.16	0.20	
	吞噬细胞		0.18	0.19	
	组织嗜碱细胞		0.02	0.03	
	内皮细胞		0.01	0.04	检验者×××　　审核者×××
	异型淋巴细胞				
共数有核细胞数		100 个		200 个	检验日期 2014 年 6 月 3 日

三、血细胞的细胞化学染色

细胞化学染色(cytochemical stain)是血液病检验和诊断最基本、最常用的技术。它以细胞形态学为基础,结合运用化学反应原理对细胞内的各种化学物质(酶类、脂类、糖类、铁、蛋白质、核酸等)做定性、定位、半定量分析。

细胞化学染色的方法较多,主要介绍常用的过氧化物酶染色、中性粒细胞碱性磷酸酶染色、糖原染色、酯酶染色及铁染色。

(一)过氧化物酶染色

1.检测原理　细胞内的过氧化物酶(peroxidase,POX)能分解试剂底物 H_2O_2 而释放出新生氧,后者氧化二氨基联苯胺,形成金黄色不溶性沉淀,定位于 POX 所在部位。联苯胺法:粒细胞和单核细胞中含有的 POX 能将底物 H_2O_2 分解,产生新生态氧,后者将四甲基联苯胺氧化为联苯胺蓝。联苯胺蓝与亚硝基铁氰化钠结合,可形成稳定的蓝色颗粒,定位于细胞质内酶所在的部位。

2.结果　骨髓或血涂片经染色后,在油镜下观察,颗粒细小而稀疏为弱阳性,颗粒较粗分布较密集者为阳性反应,颗粒粗大密集为强阳性。胞质中无颜色反应为阴性。二氨基联苯胺法为金黄色颗粒,联苯胺法为蓝色颗粒。

(1)粒系分化差的原始粒细胞呈阴性,分化好的原始粒细胞及以下阶段细胞均呈阳性,并随着粒细胞成熟,其阳性程度逐渐增强,中幼粒和晚幼粒细胞阳性颗粒充满胞浆,少部分盖在细胞核上。嗜酸性粒细胞阳性,嗜碱性粒细胞阴性或弱阳性。

(2)单核系细胞多数阴性,少数弱阳性,阳性反应物颗粒细小,散在分布于细胞浆与细胞核上。

(3)网状细胞、吞噬细胞可阳性。

(4)淋巴细胞、浆细胞、巨核细胞、有核红细胞、组织细胞均阴性。

(5)遗传性过氧化物酶缺乏症,除嗜酸性粒细胞不受影响外,中性粒细胞与单核细胞 POX 缺乏或减低。

3.方法学评价　POX 染色是急性白血病形态学分型中首选、最重要的细胞化学染色。由于试剂、染色等原因,会造成假阳性或假阴性。POX 染色测定 MPO 的敏感性低于流式细胞术对 MPO 的测定。ICSH 推荐二氨基联苯胺法。

4.临床意义　POX 染色是辅助判断急性白血病类型的首选细胞化学染色,临床上主要用于急性白血病类型的鉴别。

(1)急性粒细胞白血病原始粒细胞 POX 染色呈局灶分布的阳性反应或阴性。

(2)急性早幼粒细胞白血病颗粒增多的异常早幼粒细胞 POX 染色呈强阳性反应。

(3)急性单核细胞白血病原始、幼稚单核细胞 POX 染色多呈细小颗粒弱阳性或阴性。

(4)急性淋巴细胞白血病原始、幼稚淋巴细胞 POX 染色均呈阴性反应。

POX 染色对急性髓系细胞白血病(AML)与急性淋巴细胞白血病(ALL)的鉴别最有价值。

(二)中性粒细胞碱性磷酸酶染色

1.检测原理　中性粒细胞碱性磷酸酶(neutrophilic alkaline phosphatase,NAP)染色的方法有偶氮偶联法和钙—钴法两种。前者的染色原理是血细胞内碱性磷酸酶在 pH 为 9.4~9.6 的条件下,将基质液中的 α—磷酸萘酚钠水解,产生 α—萘酚,与重氮盐偶联形成灰黑色沉淀,定位于细胞质内酶活性所在之处。钙—钴法染色是碱性磷酸酶在碱性条件下将基质液中的 β—甘油磷酸钠水解,产生磷酸钠,磷酸钠依次与硝酸钙、硝酸钴、硫化铵发生反应,形成不溶性棕黑色的硫化钴,定位于酶活性之处。

2.结果　NAP 主要存在于成熟阶段的中性粒细胞(杆状核粒细胞及分叶核粒细胞)胞质内,其他血细胞基本呈阴性反应。

血涂片染色后,在油镜下观察,阳性反应为胞质中出现灰色到棕黑色颗粒,反应强度分为"一"、"+"、"++"、"+++"、"++++"五级。反应结果以阳性反应细胞百分率和积分值来表示。在油镜下,观察 100 个成熟中性粒细胞,阳性反应细胞所占百分率即为阳性率;对所有阳性反应细胞逐个按反应强度分级,将各级所占的百分率乘以级数,然后相加,即为积分值。

3.参考区间　积分为 35~120(偶氮偶联法)。由于各个实验室的参考值差异较大,故应建立本实验室参考值。

4.方法学评价　因为钙—钴法操作比较烦琐且操作时间长,而偶氮偶联法的试剂盒操作简便,染色时间短,故目前国内常用偶氮偶联法。由于实验结果受影响的因素较多,如试剂、生理波动性及不同检验人员判断标准等,使结果相差较大,各实验室应建立本室参考范围。

5.临床意义

(1)NAP 活性可因年龄、性别、应激状态、月经周期、妊娠及分娩等因素有一定的生理性变化。

(2)在病理情况下,NAP 活性的变化常有助于某些疾病的诊断和鉴别诊断。

①感染性疾病:急性化脓菌感染时 NAP 活性明显增高,病毒性感染或寄生虫、立克次体感染时 NAP 积分值一般正常或降低。该检测对鉴别细菌感染与其他感染有一定价值。

②慢性粒细胞白血病的 NAP 活性明显减低,积分值常为 0,类白血病反应时 NAP 活性极度增高,故可作为与慢性粒细胞白血病鉴别的一个重要指标。

③急性粒细胞白血病时 NAP 积分值减低;急性淋巴细胞白血病时 NAP 积分值多增高;急性单核细胞白血病时 NAP 积分值一般正常或减低。

④再生障碍性贫血时 NAP 活性增高;阵发性睡眠性血红蛋白尿时 NAP 活性减低,可作为两者鉴别的参考。

⑤其他血液病:恶性淋巴瘤、慢性淋巴细胞白血病、骨髓增殖性疾病(如真性红细胞增多症、原发性血小板增多症、骨髓纤维化等)NAP 活性可增高,恶性组织细胞病时 NAP 活性降低。真性红细胞增多症时 NAP 积分值增高,继发性红细胞增多症 NAP 积分正常或降低,这是两者的鉴别方法之一。

⑥腺垂体或肾上腺皮质功能亢进,应用肾上腺皮质激素、ACTH、雌激素等 NAP 积分值可增高。

(三)过碘酸-希夫反应

1. 检测原理 过碘酸-希夫(periodic acid-Schiff reaction,PAS)染色,又称糖原染色。过碘酸(Periodic acid)能将细胞质内存在的糖原或多糖类物质(如黏多糖、黏蛋白、糖蛋白、糖脂等)中的乙二醇基(-CHOH-CHOH)氧化,转变为二醛基(-CHO-CHO),与希夫(Schiff)试剂中的无色品红结合,形成紫红色化合物,而沉积于胞质中糖原类物质所存在的部位。

2. 结果 胞质中出现红色物质为阳性反应,阳性反应物可呈弥漫状、颗粒状或块状红色。

(1)粒系细胞中原始粒细胞为阴性反应,自早幼粒细胞至中性分叶核粒细胞均呈阳性反应,并随细胞的成熟,阳性反应程度渐增强。

(2)单核系细胞呈弱阳性反应。

(3)淋巴系细胞大多呈阴性反应,少数可呈阳性反应(阳性率小于20%)。

(4)幼红细胞和红细胞均呈阴性反应。

(5)巨核细胞和血小板均呈阳性反应,巨核细胞的阳性反应程度随细胞的发育成熟而增强,成熟巨核细胞多呈强阳性反应。

3. 方法学评价 PAS 染色在恶性红系疾病中常呈阳性,但有时也呈阴性,在大多数良性红系疾病中常呈阴性,但少数也可呈阳性;急性白血病的 PAS 染色结果不特异。PAS 染色受试剂等因素影响,可出现假阴性或假阳性。

4. 临床意义

(1)红血病或红白血病时幼红细胞呈强阳性反应,积分值明显增高,有助于与其他红细胞系统疾病的鉴别;严重缺铁性贫血、重型珠蛋白生成障碍性贫血及巨幼细胞贫血,部分病例的个别幼红细胞可呈阳性反应。

(2)急性粒细胞白血病,原始粒细胞呈阴性反应或弱阳性反应,阳性反应物质呈细颗粒状或均匀淡红色;急性淋巴细胞白血病原始淋巴细胞和幼稚淋巴细胞常呈阳性反应,阳性反应物质呈粗颗粒状或块状;急性单核细胞白血病原始单核细胞大多为阳性反应,呈弥漫均匀红色或细颗粒状,有时在胞质边缘处颗粒较粗大。因此,PAS 反应对三种急性白血病类型的鉴别有一定参考价值。

(3)其他巨核细胞 PAS 染色呈阳性反应,有助于识别不典型巨核细胞,如急性巨核细胞白血病(M_7)和 MDS 中的小巨核细胞;Gaucher 细胞 PAS 染色呈强阳性反应,有助于与 Niemann-Pick 细胞鉴别;腺癌细胞呈强阳性反应,骨髓转移时 PAS 染色有助于与白血病细胞鉴别。

(四)酯酶染色

不同血细胞中所含酯酶的成分不同,根据酯酶特异性高低分为特异性酯酶(specific esterase,SE)和非特异性酯酶(nonspecific esterase,NSE)。特异性酯酶指氯乙酸 AS－D 萘酚酯酶染色,非特异性酿酶染色根据基质液 pH 值不同分为酸性非特异性酯酶染色(即 α－醋酸萘酚酯酶染色)、碱性非特异性酯酶染色(α－丁酸萘酚酯酶染色)和中性非特异性酯酶染色(α－醋酸萘酚酯酶染色和醋酸 AS－D 萘酚酯酶染色)。本章介绍常用的酯酶染色方法。

1. 氯乙酸 AS－D 萘酚酯酶染色

(1)检测原理:细胞内氯乙酸 AS－D 萘酚酯酶(naphthol AS－D chloroacetate esterase,NAS－DCE)能将基质液中的氯乙酸 AS－D 萘酚水解,产生萘酚 AS－D 萘酚,进而与基质液中的重氮盐偶联,形成不溶性有色沉淀,定位于细胞质内酶所在部位。

(2)结果:本实验常用的重氮盐为固紫酱 GBC,形成红色有色沉淀。胞质中出现红色沉淀为阳性反应。

①此酶主要存在于粒系细胞中,特异性高,因此又称为"粒细胞酯酶"。原始粒细胞为阴性反应或弱阳性反应,自早幼粒细胞至成熟中性粒细胞均呈阳性反应,早幼粒细胞呈强阳性反应,酶活性随细胞的成熟而逐渐减弱。嗜酸性粒细胞呈阴性或弱阳性,嗜碱性粒细胞呈阳性。

②单核细胞可呈阴性或弱阳性反应。

③淋巴细胞、浆细胞、巨核细胞、幼红细胞、血小板等均呈阴性反应,肥大细胞呈阳性。

(3)方法学评价:NAS－DCE 是粒细胞的特异性酯酶,由于受试剂等因素影响,可出现假阴性或假阳性。

(4)临床意义:主要用于辅助鉴别急性白血病细胞类型。

①急性粒细胞白血病时原始粒细胞呈阳性或阴性。

②急性早幼粒细胞白血病时酶活性明显增强,异常早幼粒细胞呈强阳性反应。

③急性单核细胞白血病时原始单核细胞及幼稚单核细胞几乎均呈阴性反应,个别细胞弱阳性。

④急性粒－单核细胞白血病时,粒系白血病细胞呈阳性反应,单核系白血病细胞呈阴性反应。

⑤急性淋巴细胞白血病和急性巨核细胞白血病均呈阴性反应。

2. α－醋酸萘酚酯酶染色

(1)检测原理:α－醋酸萘酸酯酶(alpha－naphthol acetate esterase,α－NAE),又称 NSE,细胞内的 α－NAE 在 pH 中性条件下,能将基质液中的 α－醋酸萘酚水解,产生 α－萘酚,再与基质液中重氮盐偶联,形成不溶性有色沉淀,定位于胞质内酶所在部位。

(2)结果:胞质中出现有色沉淀者为阳性反应,因所用的重氮盐不同而出现不同颜色。本实验常用的重氮盐为固蓝 B,阳性反应的沉淀为灰黑色或棕黑色。

①此酶主要存在于单核系细胞中,故又称为"单核细胞酯酶"。原始单核细胞为阴性或弱阳性反应,幼稚单核细胞和单核细胞呈阳性,阳性反应能被氟化钠(NaF)抑制。

②粒系细胞一般为阴性或弱阳性反应,阳性反应不能被氟化钠抑制。

③淋巴细胞一般为阴性反应,少数弱阳性,有的 T 淋巴细胞可呈点状阳性,阳性反应不能

被氟化钠抑制。

④巨核细胞和血小板可呈阳性,阳性反应不能被氟化钠抑制;部分幼红细胞呈弱阳性,阳性反应不能被氟化钠抑制;浆细胞呈阴性。

⑤有核红细胞多为阴性,少数弱阳性。

(3)方法学评价:α-NAE染色是急性白血病形态学分型时常规的细胞化学染色。在急性单核细胞白血病时阳性较强,M_3 或 M_{2b} 也呈强阳性。试剂质量等原因可导致假阴性或假阳性。

(4)临床意义:主要用于辅助鉴别急性白血病细胞类型

①急性单核细胞白血病时,白血病细胞呈强阳性反应,能被氟化钠抑制。

②急性粒细胞白血病时,呈阴性反应或弱阳性反应,但阳性反应不能被氟化钠抑制

③急性早幼粒细胞白血病时,异常早幼粒细胞呈强阳性反应,阳性反应不能被氟化钠抑制。

④急性粒-单核细胞白血病时,粒系白血病细胞呈阴性或阳性反应,但阳性反应不能被氟化钠抑制;单核系白血病细胞呈阳性反应且能被氟化钠抑制。

⑤急性淋巴细胞白血病和急性巨核细胞白血病时,白血病细胞可呈阴性或阳性反应,阳性反应不能被氟化钠抑制。

(五)铁染色

1.检测原理　骨髓中的含铁血黄素(细胞外铁)和中、晚幼红细胞胞质中的铁蛋白聚合物(细胞内铁)在酸性环境下,与亚铁氰化钾作用,经普鲁士蓝反应形成蓝色的亚铁氰化铁沉淀,定位于细胞内外铁存在的部位。

2.结果　铁染色(iron stain,IS 或 ferric stain,FS)中的细胞外铁反映骨髓中铁的储存量,主要存在于骨髓小粒的巨噬细胞内,细胞内铁反映骨髓中可利用铁的量,主要指存在于中、晚幼红细胞及红细胞内的铁。

细胞外铁:骨髓涂片染色后,观察骨髓小粒中贮存在单核-巨噬细胞系统内的铁,阳性反应呈蓝绿色弥散状、颗粒状、小珠状或块状。根据阳性程度分为"－"、"＋"、"＋＋"、"＋＋＋"、"＋＋＋＋"五级。

细胞内铁:正常幼红细胞(中、晚幼红细胞)的细胞核周围细小呈蓝色的铁颗粒,含有铁颗粒的幼红细胞称为铁粒幼细胞。在油镜下连续计数 100 个幼红细胞,计数含铁粒的幼红细胞数,即为铁粒幼细胞所占的百分率。如果含铁颗粒在 5 个以上,环绕细胞核排列超过核周 1/3 以上者,称为环形铁粒幼细胞。

3.参考区间　细胞外铁:＋～＋＋;细胞内铁:阳性率 12%～44%。不同的实验室其细胞内铁的参考值相差较大,应建立本实验室的参考值。

4.方法学评价　铁染色是临床上应用最广泛的一种细胞化学染色,是反映机体铁储存的金标准,不受多种病理因素影响,但不如血浆铁蛋白敏感。有时存在假阳性和假阴性。

5.临床意义　用于缺铁性贫血和环形铁粒幼细胞贫血的诊断和鉴别诊断。

(1)缺铁性贫血:临床上将铁缺乏症分为三期,即存铁缺乏期、缺铁性红细胞生成期、缺铁性贫血期。其细胞外铁均为阴性,细胞内铁阳性细胞明显减少或消失。经铁剂治疗一段时间

后,细胞内铁、外铁可增多。因此,铁染色是诊断缺铁性贫血和指导铁剂治疗的可靠的检查方法。

(2)铁粒幼细胞贫血及伴环形铁粒幼红细胞增多的难治性贫血,其环形铁粒幼细胞增多,占有核红细胞15%以上,细胞外铁也常增加。

(3)非缺铁性贫血如再生障碍性贫血、巨幼细胞性贫血、溶血性贫血等,细胞外铁和细胞内铁正常或增加,而感染、肝硬化、慢性肾炎、尿毒症、血色病等,细胞外铁明显增加而铁粒幼红细胞可减少。

四、常见血液病检验

(一)贫血的检验

1.缺铁性贫血 缺铁性贫血(iron deficiency anemia,IDA)是由于机体内贮存铁消耗尽而缺乏,影响血红蛋白合成而引起的小细胞低色素性贫血。

(1)血象:红细胞和血红蛋白减少,呈小细胞低色素性贫血,平均红细胞容积(MCV)、平均红细胞血红蛋白量(MCH)及平均红细胞血红蛋白浓度(MCHC)均下降。血涂片红细胞以体积小的红细胞为主,可见红细胞中心淡染区扩大,严重者可见环形红细胞。白细胞数和血小板数常正常,部分患者血小板数增多,少数白细胞数轻度减少。

(2)骨髓象:有核细胞增生明显活跃,粒红比值下降。红细胞系增生,以中、晚幼红细胞为主,幼红细胞体积小,核固缩,胞质量少,呈蓝色,边缘不整齐。成熟红细胞体积小,部分中心浅染区扩大。粒系、巨核系一般正常。

(3)细胞化学染色:骨髓铁染色细胞外铁常呈阴性,细胞内铁常明显减少(铁粒幼红细胞<12%)。

2.巨幼细胞贫血 巨幼细胞贫血(megaloblastic anemia,MgA)是由于叶酸和(或)维生素B_{12}缺乏,影响细胞DNA合成,导致细胞核发育障碍而引起骨髓三系细胞核浆发育不平衡及无效造血性贫血。

(1)血象:红细胞和血红蛋白均减少,以红细胞减少更明显,呈大细胞正色素性贫血(MCV增高,MCHC正常)。血涂片红细胞大小不一,易见大红细胞、椭圆形红细胞、嗜多色红细胞、嗜碱性点彩红细胞及Howell-Jolly小体,有时可见有核红细胞。网织红细胞轻度增高。白细胞和血小板数正常或下降,并可见多分叶核粒细胞、巨杆状核粒细胞及大血小板。

(2)骨髓象:有核细胞增生明显活跃,粒红比值下降。红细胞系增生,巨幼红细胞>10%,形态特点为胞体大、胞质量多、核大、染色质疏松。成熟红细胞形态基本同血象。粒细胞系可见巨晚幼粒细胞、巨杆状核粒细胞及粒细胞核分叶过多。巨核细胞系可见巨型变及核分叶多、大血小板等。

(3)细胞化学染色:骨髓铁染色细胞内铁、外铁均正常。

3.再生障碍性贫血 再生障碍性贫血(aplastic anemia,AA)是由于物理、化学、生物及某些不明原因造成骨髓造血组织减少、造血功能衰竭,引起外周血全血细胞减少为特征的疾病。

(1)血象:常为全血细胞减少,早期可仅有一系或两系减少。多为正细胞正色素性贫血,网织红细胞减少。粒系明显减少,淋巴细胞相对增多,无病态造血。

（2）骨髓象：急性再生障碍性贫血骨髓增生减低或极度减低。粒细胞系、红细胞系明显减少，血细胞形态基本正常。巨核细胞常缺如。淋巴细胞相对增多。非造血细胞如浆细胞、网状细胞、肥大细胞、成骨细胞、破骨细胞、脂肪细胞等增加。

（3）细胞化学染色：①NAP 染色：阳性率及积分值增加。②铁染色：细胞内铁、外铁增加。

4. 溶血性贫血　溶血性贫血（hemolytic anemia, HA）是由于红细胞膜、红细胞酶和血红蛋白分子缺陷或外在因素造成红细胞寿命缩短，破坏加速，超过骨髓造血的代偿能力而发生的一类贫血。

（1）血象：红细胞和血红蛋白减少，血涂片易见嗜多色性红细胞、大红细胞、破碎红细胞及有核红细胞，因溶血性贫血性质不同可见球形红细胞、口形红细胞、靶形红细胞、椭圆形红细胞等。网织红细胞增加（5％～25％，甚至＞90％）。白细胞和血小板数一般正常。急性溶血时，中性粒细胞比例增高，并伴有中性粒细胞核左移现象。

（2）骨髓象：有核细胞增生明显活跃，粒－红比例明显下降。红细胞系明显增生，以中、晚幼红细胞为主，易见核分裂象，成熟红细胞形态基本同血象，易见 Howell－Jolly 小体，可见 Cabot 环。粒系细胞百分率相对减低，巨核细胞系大致正常。

（3）细胞化学染色：PAS 染色个别幼红细胞呈阳性。铁染色细胞内铁、细胞外铁一般正常或减少，但珠蛋白生成障碍性贫血可增加，阵发性血红蛋白尿症可呈阴性。

（二）白血病的检验

1. 急性白血病　急性白血病 FAB 形态学分型是 1976 年法、美、英三国协作组提出的急性白血病形态学分型方案及诊断标准，将急性白血病分为急性淋巴细胞白血病（acute lymphoblastic leukemia, ALL）和急性髓系细胞白血病（acute myeloblastic leukemia, AML）或称急性非淋巴细胞白血病（acute non－lymphocytic leukemia, ANLL）。此后，又对 FAB 分型方案进行了多次修改和补充，被各国广泛采用。

（1）ALL 的 FAB 形态学分型

L_1：以小细胞为主（直径小于 $12\mu m$），大小较一致，胞浆量少，核染色质较粗，核仁小而不清楚。

L_2：以大细胞为主，大小不一，核染色质较疏松，核仁较大，1 至多个。

L_3：大细胞为主，大小一致，核染色质细点状均匀，核仁清楚，1 个或多个。胞质嗜碱，深蓝色，有较多空泡。

血象：红细胞数、血红蛋白量及血小板数常减少，白细胞数常明显增多（＞$50×10^9$/L），有时白细胞数也减少。血液涂片分类时常以原始淋巴细胞、幼稚淋巴细胞为主（＞70％）。涂抹细胞易见。

骨髓象：有核细胞增生极度活跃。淋巴细胞系极度增生，原始淋巴细胞、幼稚淋巴细胞＞30％，多数占 80％～90％以上，篮状细胞易见。其他细胞系增生明显受抑制或缺如。

（2）急性髓细胞白血病 FAB 分型

M_1：（急性粒细胞白血病未分化型）骨髓中原始粒细胞（Ⅰ型＋Ⅱ型）占非红细胞系统细

胞(nonerythrocyte NEC)≥90％,早幼粒细胞很少,中幼粒细胞以下各阶段细胞不见或罕见。

M_2:急性粒细胞白血病部分分化型。

M_{2a}:骨髓中原始粒细胞 30％～89％(NEC),早幼粒细胞及以下阶段细胞＞10％,单核细胞＜20％。

M_{2b}:骨髓中原始及早幼粒细胞明显增多,以异常中性中幼粒细胞为主,≥30％(NEC),此类细胞核浆发育明显不平衡,其胞核常有核仁。

M_3:(急性早幼粒细胞白血病)骨髓中以颗粒异常增多的异常早幼粒细胞增生为主,30％～90％(NEC),原始粒细胞及中幼粒以下细胞各阶段较少。

M_{3a}:(粗颗粒型)胞质中充满粗大颗粒,且密集融合分布,颗粒也可覆盖在核上。

M_{3b}:(细颗粒型)胞质中颗粒细小而密集。

M_4:急性粒－单核细胞白血病。

M_{4a}:骨髓中以原始粒细胞、早幼粒细胞增生为主,原始单核细胞、幼稚单核细胞及单核细胞≥20％(NEC)。

M_{4b}:骨髓中以原始单核细胞、幼稚单核细胞增生为主,原始粒细胞、早幼粒细胞≥20％(NEC)。

M_{4c}:骨髓中的原始细胞既具有粒细胞系统特征又具有单核细胞系统特征,此类细胞≥30％(NEC)。

M_{4E_0}:除上述特点外,嗜酸性粒细胞增加≥5％,其嗜酸颗粒粗大而圆,还有着色较深的嗜碱颗粒。

M_5:(急性单核细胞白血病)骨髓中原始单核细胞加幼稚单核细胞≥30％。

M_{5a}:(急性单核细胞白血病未分化型)骨髓中原始单核细胞≥80％(NEC)。

M_{5b}:(急性单核细胞白血病部分分化型)骨髓中原始单核细胞＜80％。

M_6:(红白血病)骨髓中红系前体细胞≥50％,且有形态异常,原始粒细胞(或原始单核细胞＋幼稚单核细胞)＞30％(NEC);血液涂片中原始粒细胞(或原始单核细胞)＞5％,骨髓中原始粒细胞(或原始单核细胞＋幼稚单核细胞)＞20％。

M_7:(急性巨核细胞白血病)外周血中有原巨核(小巨核)细胞;骨髓中原始巨核细胞≥30％;原始巨核细胞经电镜或单克隆抗体证实;骨髓细胞少,往往干抽,活检有原始巨核细胞增多,网状纤维增加。

WHO造血和淋巴组织肿瘤分类,2001 年 3 月里昂会议上,国际血液学及血液病理学专家推出一个造血和淋巴组织肿瘤 WHO 新分型方案的建议。该分型应用了 MICM 分型技术,即形态学(morphology)与细胞化学、免疫学(immunology)、细胞遗传学(cytogenetics)和分子生物学(molecular biology),结合临床综合进行分型,力求反映疾病的本质,成为国际上一种新的分型诊断标准。WHO 建议将骨髓原始细胞数多 20％作为诊断急性白血病的标准,并且将骨髓原始细胞＜20％、但伴有重现性遗传学异常者均诊断为急性白血病。新分型方案结合临床、结合染色体核型改变及其受累基因的异常表达,将急性白血病分类与发病机制、靶基因治疗相结合,具有重要的临床和研究价值。2008 年,又对该方案进行了修订,见表 1—19。

表 1—19　WHO 急性髓系白血病和相关肿瘤分类(2008)

1. 伴重现性遗传学异常的 AML

(1)AML 伴(8;21)(q22;q22);RUNX1—RUNX1T1

(2)AML 伴 inv(16)(p13.1;q22)或 t(16;16)(p13;q22);CBFB—MYH11

(3)APL 伴 t(15;17)(q22;q12);PML—RARA

(4)AML 伴 t(9;11)(p22;q23);MLLT3—MLL

(5)AML 伴 t(6;9)(p23;q34);DEK—NUP214

(6)AML 伴 inv(3)(q21;q26.2)或 t(3;3)(q21;q26.2);RPN1—EVI1

(7)AML(megakaryoblastic)伴 t(1;22)(p13;q13);RBM15—MKLl

(8)AML 伴 NPM1 突变

(9)AML 伴 CEBPA 突变

2. 伴增生异常相关改变的 AML

3. 治疗相关髓系肿瘤

4. 不能分类的 AML

(1)AML 微分化型

(2)AML 未成熟型

(3)AML 部分成熟型

(4)急性粒单细胞白血病

(5)急性原始单核细胞白血病、急性单核细胞白血病

(6)急性红白血病

　　纯红血病

　　红白血病

(7)急性巨核细胞白血病

(8)急性嗜碱性粒细胞白血病

(9)急性全髓白血病伴骨髓纤维化

5. 髓细胞肉瘤

6. 唐氏综合征相关的骨髓增殖

　短暂性髓细胞生成异常

　髓系白血病伴随唐氏综合征

7. 原始(母细胞性)浆细胞样树突状细胞肿瘤

8. 急性未定系列白血病

2.慢性粒细胞白血病　慢性粒细胞白血病(chronic myelogenous/granulocytic leukemia,

CML/CGL)为克隆性多能造血干细胞恶性增殖性疾病,主要表现为外周血白细胞持续性、进行性增高,分类主要为中幼粒以下阶段细胞,90％以上患者可有 Ph 染色体阳性。

(1)血象:①慢性期:红细胞数、血红蛋白量早期正常甚至增加,随着病情进展而明显下降,血涂片中有时可见幼红细胞。白细胞数常明显增加,一般为(100～300)×10^9/L,最高达 500×10^9/L。血涂片中以中性中、晚幼粒细胞和杆状核、分叶核粒细胞为主(新的标准为幼粒细胞＞10％),嗜酸性及嗜碱性粒细胞较易见。各期粒细胞形态基本正常,血小板数早期可正常或增加,高者可达 800×10^9/L,随着病情进展而明显下降,血涂片中有时可见小巨核细胞。②加速期:嗜碱性粒细胞≥20％,原始细胞≥10％。③急变期:原始粒细胞Ⅰ型＋Ⅱ型(或原始单核细胞＋幼稚单核细胞或原始淋巴细胞＋幼稚淋巴细胞)≥20％,或原始粒细胞＋早幼粒细胞≥30％。

(2)骨髓象:①慢性期:a.有核细胞增生极度活跃,粒:红比例明显升高。b.粒细胞系统极度增生,以中性中幼粒细胞以下为主,嗜酸性及嗜碱性粒细胞较易见,原始细胞≤10％。粒细胞形态基本正常或少数粒细胞有巨幼样变。c.红细胞系统早期增生,晚期常明显受抑制,形态无明显异常。d.巨核细胞系统早期增生,晚期受抑制,部分病例可见病态巨核细胞如淋巴样小巨核细胞、小巨核细胞、大单圆核巨核细胞、多圆核巨核细胞等。有时可见戈谢样、海蓝样或尼曼匹克样吞噬细胞。②加速期:原始细胞≥10％。③急变期:原始粒细胞Ⅰ型＋Ⅱ型(或原始单核细胞＋幼稚单核细胞或原始淋巴细胞＋幼稚淋巴细胞)≥20％,或原始粒细胞＋早幼粒细胞≥50％。

(3)遗传学及分子生物学检查:CML 患者＞90％有特异性 Ph 染色体 t(9;22)(q34;q11)形成 bcr/abl 融合基因。

(4)细胞化学染色:NAP 染色:慢性期积分及阳性率明显下降或为 0,合并感染、妊娠或慢性粒细胞白血病急变时积分可增高。治疗完全缓解时,NAP 活性恢复正常,预示预后较好。

3.骨髓增生异常综合征 骨髓增生异常综合征(myelodysplastic syndrome,MDS)是一组克隆性造血干细胞疾病,多发生于老年人,表现为一系或多系髓系血细胞减少或发育异常,有 20％～40％可转化为急性白血病。MDS 分型有 FAB 协作组分型(表 1－20)和 WHO 分型(表 1－21),目前临床多采用 WHO 分型。

表 1－20 MDS 的 FAB 分型

FAB 类型	外周血	骨髓
难治性贫血(RA)	原始细胞＜1％	原始细胞＜5％
难治性贫血伴环形铁粒幼细胞增多(RAS)	原始细胞＜1％	原始细胞＜5％,环形铁粒幼红细胞≥15％
原始细胞过多难治性贫血(RAEB)	原始细胞＜5％	原始细胞 5％～20％
转化中的原始细胞过多难治性贫血(RAEB－t)	原始细胞≥5％	原始细胞＞20％而＜30％;或幼粒细胞出现 Auer 小体
慢性粒－单核细胞白血病(CMML)	原始细胞＜5％,单核细胞绝对值＞1×10^9/L	原始细胞 5％～20％

表1-21　WHO骨髓增生异常综合征诊断及分型标准(2008)

疾病	血象	骨髓象
难治性血细胞减少伴单一型发育异常(RCUD);难治性贫血(RA);难治性中性粒细胞减少(RN);难治性血小板减少(RT)	单一系细胞减少或双系细胞减少[1] 无或偶见原始细胞(<1%)[2]	单系发育异常:某一系列细胞中发育异常细胞≥10% 原始细胞<5% 环形铁粒幼红细胞<15%
难治性贫血伴环形铁粒幼细胞(RARS)	贫血 无原始细胞	环形铁粒幼红细胞≥15%
难治性血细胞减少伴多系发育异常(RCMD)	血细胞减少(2系或3系减少) 无或偶见原始细胞(<1%)[2] 无 Auer 小体 单核细胞<1×10⁹/L	2系或3系发育异常细胞≥10% 原始细胞<5% 无 Auer 小体 环形铁粒幼红细胞<15%
难治性血细胞减少伴多系发育异常(RCMD-RS)	血细胞减少(2系或3系减少) 无或偶见原始细胞(<1%)[2] 无 Auer 小体 单核细胞<1×10⁹/L	2系或3系发育异常细胞≥10% 环形铁粒幼红细胞≥15% 原始细胞<5% 无 Auer 小体
难治性贫血伴原始细胞增多-1(RAEB-1)	血细胞减少 原始细胞<5%[2] 无 Auer 小体 单核细胞<1×10⁹/L	一系或多系发育异常 原始细胞5%~9%[2] 无 Auer 小体
难治性贫血伴原始细胞增多-2(RAEB-2)	血细胞减少 原始细胞5%~19% Auer 小体±[3] 单核细胞<1×10⁹/L	一系或多系发育异常 原始细胞10%~19% Auer 小体±[3]

[1]3 系血细胞减少归类为 MDS-U,伴孤立性 del(5q)细胞遗传学异常为 MDS 5q⁻

[2]如果骨髓原始细胞百分比<5%但血中原始细胞2%~4%,诊断分型应为RAEB-1。血中原始细胞为1%的 RCUD 和 RCMD 应为 MDS-U

[3]有 Auer 小体且血中原始细胞<5%,骨髓原始细胞<10%应分为RAEB-2

(1)血象:骨髓增生异常综合征常表现为全血细胞减少,也可表现为两系或一系血细胞减少。血涂片红细胞常明显大小不一,可见嗜多色性红细胞、嗜碱性点彩红细胞、有核红细胞、大红细胞、巨大红细胞,还可见卵圆形、靶形、球形、泪滴形、破碎红细胞;中性粒细胞可见颗粒减少,核分叶过多或过少,有的可见原始粒细胞、幼稚粒细胞、巨大血小板、颗粒减少血小板等,偶见小巨核细胞。

(2)骨髓象:主要表现为三系或两系或一系病态造血。①骨髓增生活跃或明显活跃,少数增生减低。②幼红细胞增生(可>60%)或减低(可<5%),原始红细胞及早幼红细胞增多,可见幼红细胞巨幼样变、核碎裂、核畸形、双核、多核、Howell-Jolly 小体、嗜碱性点彩。成熟红细胞形态改变同血液涂片。③粒细胞系增生或减低,原始粒细胞增多,有的伴有成熟障碍。粒细胞表现为巨幼样变、双核、环形核、核分叶过少或过多,颗粒减少或增多等,有时 RAEB-2型的原始细胞胞质中可见 Auer 小体。④巨核细胞系增生或减低,可见病态巨核细胞如淋巴样小巨核细胞、单圆核小巨核细胞、大单圆核巨核细胞、多圆核巨核细胞,还可见变性巨核

细胞、巨核细胞分叶过度等,血小板改变同血液涂片,以淋巴样小巨核细胞最有诊断意义。

(3)骨髓活检组织学:是诊断 MDS 的主要依据。粒系前体细胞簇(ALIP)≥3 个为阳性。

(4)细胞化学染色:①铁染色:细胞外铁及内铁增加,RAS 患者环形铁粒幼红细胞≥15%。②PAS 染色:疾病早期幼红细胞多为阴性,随着疾病进展转为阳性(阳性率在 20%左右)。③NAP 染色:积分常明显下降。

(三)常见其他血液病检验

1. 多发性骨髓瘤 多发性骨髓瘤(multiple myeloma,MM)为单克隆分泌免疫球蛋白的 B 细胞系浆细胞恶性增生疾病。发病年龄大多在 50～60 岁之间,骨髓瘤细胞的浸润、破坏可引起多器官受累。

(1)血象:红细胞和血红蛋白有不同程度减少,常为正细胞正色素性贫血,血涂片中红细胞可呈缗钱状排列。白细胞和血小板正常或减少。血涂片可见少数骨髓瘤细胞(多为 2%～3%)、幼红细胞和幼粒细胞。

(2)骨髓象:有核细胞增生活跃或明显活跃。骨髓瘤细胞增生,一般占有核细胞总数 10%以上。骨髓瘤细胞大小和形态明显变异,分化好者与正常浆细胞相似,分化不良者,骨髓瘤细胞形态呈多样性粒细胞系、红细胞系及巨核细胞系早期正常,晚期增生常受抑。红细胞常呈缗钱状排列。

(3)M 蛋白:IgG>35g/L,IgA>20g/L,尿液本－周蛋白>1g/24h。

2. 恶性淋巴瘤 恶性淋巴瘤是起源于淋巴组织的恶性肿瘤,多发于淋巴结,也可发生于淋巴结外其他器官。可发生于任何年龄。根据组织病理学可分为霍奇金淋巴瘤和非霍奇金淋巴瘤。

(1)血象:红细胞和血红蛋白正常或减少,白细胞及血小板常正常,嗜酸性粒细胞可增加。当骨髓受侵犯时,可表现为全血细胞减少或白细胞增加;血涂片可见数量不等的淋巴瘤细胞。

(2)骨髓象:淋巴瘤细胞未侵犯骨髓,常无特异性改变,粒细胞系、红细胞系及巨核细胞系基本正常淋巴瘤细胞侵犯骨髓,粒细胞系、红细胞系及巨核细胞系正常或减少。淋巴瘤细胞数量多少不一,常有明显多态性,淋巴瘤细胞的形态取决于恶性淋巴瘤的病理类型。

(3)病理组织学检查:是淋巴瘤最主要的诊断依据。

3. 特发性血小板减少性紫癜 特发性血小板减少性紫癜是由于机体免疫功能紊乱引起血小板破坏过多造成的疾病,又称为免疫性血小板减少性紫癜(immunothrombocytopenic purpura,ITP)。

(1)血象:红细胞数、血红蛋白量及白细胞数一般正常,严重出血或慢性反复出血者其红细胞及血红蛋白量可减低。血小板数持续下降或明显下降,急性特发性血小板减少性紫癜(ITP)时血小板数在 $20×10^9$/L 以下,血小板形态大致正常,慢性 ITP 时血小板数为(30～80)×10^9/L。血液涂片中可见体积增大、形态特殊、颗粒减少或染色过深的血小板。

(2)骨髓象:有核细胞增生活跃至增生明显活跃,巨核细胞系增生活跃或明显活跃,急性型以原、幼巨核细胞居多,慢性型以颗粒型巨核细胞居多,两型产血小板型巨核细胞均明显减少,巨核细胞可见胞质量少、颗粒减少、空泡变性等改变,可见幼稚巨核细胞产生血小板现象。无明显出血者,粒、红两系一般无明显异常。

(3)血小板表面相关性抗体:PAIgG、PAIgA、PAIgM、PAC$_3$ 一项或多项增高。

第五节　血栓与止血一般检验

在生理情况下,机体内存在着正常的止血、凝血、抗凝血以及纤维蛋白溶解和抗纤溶系统,它们之间互相作用、互相制约,共同维持着动态平衡,保证血液既能够在血管内有序地、顺畅地流动,又不至于溢出血管外。在病理情况下,这些系统的一个或几个环节发生异常,则可破坏这个动态平衡而引起出血或血栓形成。血栓与止血检验主要在判断患者手术前止凝血功能、出血性疾病、血栓性疾病及血栓前状态的诊断、鉴别诊断、疗效观察和预后判断以及抗凝及溶栓药物治疗的监测等方面具有一定的价值。

一、止凝血及纤溶机制

（一）止血机制

初期止血包括血管的止血和血小板的止血。在血管和血小板的共同作用下,形成初级血栓,完成机体的初期止血或一期止血。

1.血管壁的止血作用　血管受到损伤,通过神经轴突反射和收缩血管的活性物质,使受损的血管发生收缩,血流减慢,利于止血。受损伤的内皮细胞合成并释放 vWF 等物质,vWF 因子可和血小板表面受体结合,激活血小板,使血小板发生黏附、聚集和释放反应,形成血小板血栓即白色血栓,堵住伤口。而暴露的内皮组织,可启动内源性凝血系统;损伤的内皮细胞释放组织因子,可启动外源性凝血系统,最终在损伤部位形成纤维蛋白凝块即红色血栓,使止血更加牢固。

2.血小板的止血作用　血小板在生理性止血及病理性血栓形成过程中起着至关重要的作用。

（1）黏附功能:血管内皮受损时,血小板可直接黏附于暴露的内皮下成分,如胶原纤维和弹性蛋白等,也可由 vWF 及纤维连接蛋白等介导,与暴露的胶原纤维及弹性蛋白等结合,使血小板黏附于受损血管局部,利于止血。此外,血小板也能黏附于周围的 Fg 和 vWF,促进止血。

（2）聚集功能:黏附的血小板可进一步被激活,血小板形态发生变化,伸出大量的伪足,在 Ca^{2+} 参与下,血小板发生聚集,此为血小板的"第一相聚集",为可逆反应;同时由于激活的血小板释放出 ADP 等内源性致聚剂可加速血小板的聚集,使血小板发生不可逆的"第二相聚集",最终形成白色的血小板血栓,完成初期止血或一期止血。

（3）释放反应:在致聚剂的作用下,贮存在血小板 α 颗粒、致密颗粒和溶酶体中的某些活性物质如 TXA_2、ADP 等可通过开放管道系统释放到血小板外,进一步增强血小板的活化和聚集,并参与凝血过程。

除此之外血小板还具有促凝、血块收缩及维护血管内皮细胞完整性等功能。

（二）凝血因子及凝血机制

凝血是由凝血因子按一定顺序相继激活,生成凝血酶,最终使纤维蛋白原转变为纤维蛋白的过程。

1.凝血因子及其特性　凝血因子(coagulation factors)至少有 14 个,包括 12 个经典的凝血因子即凝血因子Ⅰ至ⅩⅢ,其中凝血因子Ⅵ是因子Ⅴ的活化形式而被废除,前四个凝血因子分别称为纤维蛋白原、凝血酶原、组织因子和钙离子,此外还有激肽释放酶原(prekallikrein,PK)和高分子量激肽原(high molecular weight kininogeo,HMWK)。

在凝血因子中,除Ⅳ因子是无机钙离子(Ca^{2+})外,其余均为蛋白质,而且多数是蛋白酶(原);除Ⅲ因子广泛存在于脑、胎盘和肺等全身组织中的糖蛋白外,其余均存在于新鲜血浆中,且多数由肝脏合成。

2.凝血机制 凝血机制仍以瀑布学说为基础,即在生理条件下,凝血因子一般处于无活性状态,当某些凝血因子被激活时,便启动凝血过程,通过一系列酶促连锁反应,最终形成凝血酶,并催化纤维蛋白原转变为纤维蛋白。凝血过程分为外源性、内源性和共同凝血3个途径或外源性和内源性2个凝血系统。但内源性或外源性凝血系统并非绝对独立,而是互有联系的。正常的凝血机制见图1-2。

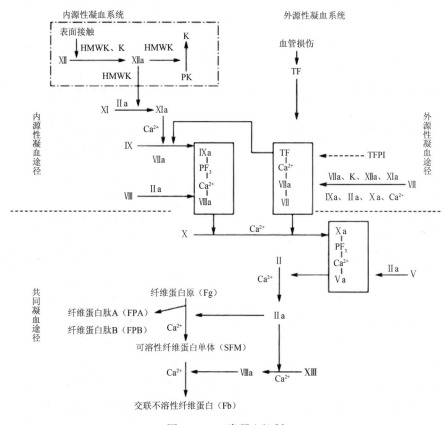

图1-2 正常凝血机制

⟶表示转变或激活作用;- - -➤表示抑制作用;⌐_⌐_⌐_⌐⌐框内机制可能不存在 TFPI 组织因子途径抑制 K 激肽释放酶;a(下标)表示激活状态

(1)外源性凝血途径:从凝血因子Ⅶ被激活到形成外源性凝血途径复合物即Ⅶa—Ca^{2+}—TF复合物,并激活因子Ⅹ为Ⅹa的过程。从外源性凝血途径启动开始到纤维蛋白形成称为外源性凝血系统。

Ⅶa－Ca^{2+}－TF 的功能：①激活 X 因子为 Xa。②激活Ⅸ因子，从而部分代替因子Ⅻa、Ⅺa 的功能，激发内源性凝血。③TF 与Ⅶa 形成复合物后可加快激活Ⅶ因子。

(2)内源性凝血途径：从凝血因子Ⅻ被激活到形成外源性凝血途径复合物即Ⅸa－PF$_3$－Ca^{2+}－Ⅷa复合物，并激活因子 X 为 Xa 的过程。从内源凝血途径启动开始到纤维蛋白形成称为内源性凝血系统。

(3)共同凝血途径：因子 X 被激活为 Xa，形成凝血活酶即 Xa－PF$_3$－Ca^{2+}－Ⅴa 复合物，也称凝血酶原酶(prothrombinase)，激活凝血酶原形成凝血酶，在凝血酶的作用下，纤维蛋白原裂解为纤维蛋白肽 A 和纤维蛋白肽 B，聚合成可溶性纤维蛋白单体(soluble fibrin monomer，SFM)，后者在Ⅷa 的作用下发生交联，形成不溶性的纤维蛋白复合物。这个过程是内源、外源凝血的共同途径。

在共同凝血途径中，当 Xa 形成后，可反馈激活因子Ⅴ、Ⅶ、Ⅷ、Ⅸ；当凝血酶形成后，可反馈激活因子Ⅴ、Ⅶ、Ⅷ、Ⅹ、Ⅺ以及凝血酶原，这两个重要的正反馈反应，极大地加速了凝血过程。同时机体也存在负反馈调节，组织因子途径抑制物(tissue factor pathway inhibitor，TFPI)参与的负调节作用尤为重要。TFPI 可与Ⅶa(或Ⅶ)和 Xa 形成无活性的复合物，从而阻断外源性凝血，此外，机体也启动抗凝系统和纤溶系统，使受损部位纤维蛋白凝块的形成受到制约或溶解。

(三)血液抗凝及纤维蛋白溶解机制

在正常生理情况下，即使有少量的凝血因子被激活，血液也不会发生凝固，而是保持正常的血液循环，这主要与机体的抗凝及纤溶作用有关。

1.抗凝机制　主要包括细胞抗凝作用和体液抗凝作用。

(1)细胞抗凝作用：主要包括血管内皮细胞、单核－巨噬细胞系统、肝细胞(可灭活某些激活的凝血因子如 FⅦa 和 FⅨa)。

(2)体液抗凝作用：抗凝血酶(antithrombin，AT)，是血浆中最重要的生理性抗凝物质之一，能够完成 70%～80%的凝血酶的灭活。AT 主要由肝细胞合成，是丝氨酸蛋白酶的抑制剂，对以丝氨酸为激活中心的凝血因子和蛋白酶均有抑制作用。AT 与凝血因子(酶)形成 1∶1 结合的复合物后发挥抗凝血作用，肝素是其辅因子，能使抗凝血酶抗凝活性增强 2000 倍以。

体液抗凝还包括蛋白 C 系统和组织因子途径抑制物。

2.纤维蛋白溶解机制　纤维蛋白溶解系统(fibrinolytic system)简称纤溶系统，包括纤溶酶原(plasminogen，PLG)、纤溶酶(plasmin，PL)、纤溶酶原激活物(包括组织纤溶酶原激活物 t－PA、尿激酶样纤溶酶原激活物 u－PA)和纤溶酶原激活抑制物(包括纤溶酶原抑制物 PAI－1 和 PAI－2，纤溶酶抑制物 AP、α$_1$－AT、α$_2$－MG 等)。纤溶过程主要是指纤溶酶原在纤溶酶原激活物的作用下转化为纤溶酶(plasmin，PL)，并降解纤维蛋白和其他蛋白质的过程。纤溶系统在清除血凝块和防止血栓形成中起重要作用。

纤溶过程是一系列蛋白酶催化的连锁反应过程，参与纤溶过程的酶在血液中通过相互激活或抑制，从而调节纤溶酶的形成，最终纤溶酶降解纤维蛋白(原)形成纤维蛋白(原)降解产物等,消除已形成的血栓,维持血液流动通畅。纤溶机制见图1-3。

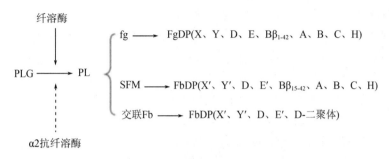

图1-3 纤溶作用及纤维蛋白降解产物

──→表示转变或激活作用;－－－→表示抑制作用;Fb 纤维蛋白;PLC:纤溶酶原;PL 纤溶酶;fg 纤维蛋白原;SFM 可溶性纤维蛋白单体;FgDP 纤维蛋白原降解产物;FbDP 纤维蛋白降解产物

二、血管壁及内皮细胞的检验

血管壁尤其是血管内皮细胞能合成和分泌多种促凝物质(如血管性血友病因子、内皮素等)和抗凝物质(如6-酮-前列腺素 $F_{1\alpha}$、血浆凝血酶调节蛋白等),参与初期止血过程。血管壁检测常用的筛检试验是出血时间的测定;诊断试验包括血管性血友病因子抗原和活性的测定、血管内皮素测定、6-酮-前列腺素 $F_{1\alpha}$ 测定和血浆凝血酶调节蛋白的测定。本节只介绍常用的筛检试验出血时间的测定。

出血时间(bleeding time,BT),是指特定条件下,皮肤小血管被刺破后,血液自行流出到自然停止所需要的时间。出血时间异常与血小板的数量和功能、血管壁的完整性以及某些凝血因子缺乏等有关。

(一)检测原理

1.出血时间测定器法(template bleeding time,TBT) 在上臂用血压计袖带施加固定压力,成人维持在 5.3kPa(40mmHg)、儿童维持在 2.6kPa(20mmHg),在肘窝下方 2~3cm 处消毒皮肤,用标准型号的出血时间测定器贴于消毒皮肤表面,按动按钮,刀片弹出并刺入皮肤,作一"标准"切口,待血液自然流出即启动秒表开始计时,每隔 30 秒用滤纸吸去切口流出的血液(注意避免滤纸接触皮肤),直至血流停止,停止计时,血液自然流出到自然停止所经历的时间,即为 TBT 测定的出血时间。

2.Ivy 法 原理及操作等与 TBT 法基本相同,先在上臂用血压计袖带施加压力后,用采血针刺破皮肤,观察血液自然流出到自然停止所经历的时间。

(二)参考区间

TBT 法:6.9分钟±2.1分钟;Ivy 法:2~7分钟。

(三)方法学评价

1.TBT 法 是目前推荐的方法。皮肤切口的长度、宽度和深度固定,易于标准化,准确性、灵敏性和重复性较好。采用不同型号的测定器,作不同长度和深度的标准切口,适用于不同年龄段的患者。但操作烦琐、伤口大，患者不易接受、出血时间测定器价格较贵等原因，尚未广泛应用。

2.Ivy 法　为传统方法，该法切口的深度和长度难以标准化，准确度和重复性不如 TBT 法。

（四）临床意义

1.BT 延长见于

（1）血小板数量异常：如血小板减少症、原发性血小板增多症。

（2）血小板功能缺陷：如血小板无力症、巨大血小板综合征。

（3）血管性疾病：如血管性血友病、遗传性出血性毛细血管扩张症等。

（4）某些凝血因子缺乏：如低（无）纤维蛋白原血症和 DIC。

（5）纤溶亢进症。

2.BT 缩短　主要见于某些严重的血栓前状态和血栓性疾病：如心肌梗死、脑血管病变、妊娠高血压综合征、DIC 高凝期等。

三、血小板检验

血小板的检验包括血小板数量的检验（即血小板计数）和血小板质量的检验。血小板常用的筛检试验包括血小板计数、血块收缩试验（clot retraction test，CRT）、血小板黏附试验（platelet adhesion test，PadT）和血小板聚集试验（platelet aggregation test，PagT）。确证试验包括血小板相关免疫球蛋白（Palg）的测定、血浆血小板 p－选择素（p－selectin）的测定、血浆 β－血小板球蛋白（β－thromboglobulin，β－TG）和血小板第 4 因子（Platelet factor4，PF4）的测定。血块收缩试验与血小板的数量和质量均有关，也可反映其他凝血因子的量与功能以及纤溶功能。本节仅介绍血块收缩试验。

血块收缩试验（clot retraction test，CRT），是在体外观察血块形成、血块收缩所需的时间，血块收缩后状态或计算血块收缩率，以反映血块收缩能力的试验。测定方法有定性法和定量法，后者可分为全血定量法和血浆定量法。

（一）定性法

1.检测原理　血液凝固过程中，释放出血小板退缩蛋白，使尚完整的血小板变形而伸出伪足，伪足附着在纤维蛋白网上，血小板收缩，纤维蛋白亦即收缩、拉紧，使有形成分包裹在纤维蛋白网内，挤出血清。将静脉血静置于 37℃ 水浴箱中温育，分别于温育 30 分钟、1 小时及 24 小时后观察血块收缩情况。

2.结果

（1）完全收缩：血块与试管壁完全分离，析出血清占全血量的 40%～50%。

（2）部分收缩：血块与试管壁部分粘连，析出血清量小于 50%。

（3）收缩不良：血块大部分与试管壁粘连，只有少量血清出现于管底或管壁。

（4）不退缩：血块保持原样，无血清析出。

血块收缩试验结果判断模式图见图 1－4。

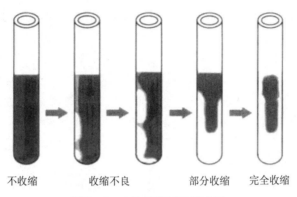

不收缩　　收缩不良　　部分收缩　完全收缩

图 1—4　血块收缩试验模式图

（二）全血定量法（Macfarlane 法）

检测原理同定性法。全血凝固后析出血清,计算血清析出量占原有血浆量的百分数即为血块的收缩率,以此反映血块收缩的能力。

（三）血浆定量法

1.检测原理　在富含血小板的血浆中加入 Ca^{2+} 或凝血酶,使血浆凝固形成血浆凝块,由于血小板血栓收缩蛋白的作用,血浆凝块中的纤维蛋白网发生收缩,析出血清,计算析出血清的量占原血浆量的百分数为血块收缩率,以此反映血块收缩的能力。

2.参考区间　定性法血块退缩时间:于凝固后 1/2～1 小时开始退缩,24 小时内退缩完全。全血定量法:48%～60%。

血浆定量法:＞40%。

3.方法学评价

（1）定性法:准确性差,只能粗略估计血小板收缩情况。

（2）全血定量法:本法较准确,但结果受红细胞数量及纤维蛋白原含量影响,特异性差。

（3）血浆定量法:本法排除了红细胞因素的影响,测定结果更为准确。

4.临床意义

（1）血块收缩不良或血块不收缩见于以下情况:

①血小板功能异常:即血小板无力症。

②血小板数量减少:如特发性血小板减少性紫癜、血栓性血小板减少性紫癜,常见于血小板数量＜$50×10^9$/L 时。

③某些凝血因子缺乏:如低或无纤维蛋白原血症,凝血因子Ⅱ、Ⅴ、Ⅶ、Ⅸ等严重缺乏。

④原发性或继发性红细胞增多症:如真性红细胞增多症。

⑤纤溶亢进症。

⑥异常血浆蛋白血症:如多发性骨髓瘤、巨球蛋白血症等。

（2）血块过度收缩:见于先天性或获得性ⅩⅢ因子缺乏症、严重贫血等。

四、凝血因子检验

凝血因子的检验用于出血性疾病的诊断和血栓前状态的监测,筛检试验主要有反映内源性凝血系统有无异常的凝血时间测定(clotting time,CT)、活化部分凝血活酶时间(activated partial thromboplastin time,APTT)测定,反映外源性凝血系统有无异常的血浆凝血酶原时间(prothrombin time,PT)。确证试验包括简易凝血活酶生成试验(simple thromboplastin generation test,STGT)及纠正试验、血浆中凝血因子(Ⅲ及Ca^{2+}除外)含量及活性的测定、血浆凝血酶原片段1+2(Prothrombin fragment 1+2,F1+2)的测定、血浆纤维蛋白肽A(fibrin peptide A,FPA)的测定、血栓前体蛋白及同型半胱氨酸等的测定。本节只介绍 APTT 和 PT。

（一）APTT 测定

在体外模拟体内内源性凝血的全部条件,测定血浆凝固所需的时间。反映内源性凝血因子、共同途径是否异常和血液中是否存在抗凝物质,APTT 是常用且比较灵敏的内源性凝血系统的筛检指标。

1. 检测原理　在受检的血浆中,加入足量的活化接触因子激活剂(如白陶土)激活凝血因子Ⅻ、Ⅺ,脑磷脂代替血小板第3因子,即满足内源性凝血的全部条件,测定加入 Ca^{2+} 后血浆开始凝固所需的时间,即为 APTT。

2. 参考区间　25～35 秒,超过正常对照值 10 秒为异常。但每个实验室必须建立相应的参考区间。

3. 方法学评价　APTT 是检测内源性凝血因子是否缺乏的比较灵敏的试验,而且检测 FⅧ、FⅨ的灵敏度比 FⅪ、FⅫ和共同途径中凝血因子更高,能检出 FⅧ∶C 小于 25％的轻型血友病,故已替代试管法凝血时间(CT)。APTT 测定手工法重复性差,但多次重复测定仍有相当程度的准确性,且操作简便,临床上仍在应用,并可用于仪器法校正。血凝仪法检测的准确性和灵敏度高于试管法,并且检测快速、简便,易于标准化。

4. 临床意义

（1）APTT 延长见于以下情况:

①较显著的因子Ⅷ、Ⅸ减低(如血友病甲、乙),因子Ⅺ缺乏症。

②严重的因子Ⅴ、因子Ⅹ、纤维蛋白原和凝血酶原缺乏(如肝病、新生儿出血症、口服抗凝剂、应用肝素以及低或无纤维蛋白原血症。

③血管性血友病。

④原发性或继发性纤溶活性增强。

⑤血液中抗凝物质增多,如存在抗凝血因子Ⅷ或因子Ⅸ抗体、狼疮抗凝物、华法林或肝素等。

（2）APTT 缩短见于以下情况:

①血栓前状态:如 DIC 高凝期等。

②血栓性疾病:如心肌梗死、肺梗死、深静脉血栓形成、糖尿病血管病变、妊娠高血压综合征、肾病综合征、高血糖症及高脂血症等。

（3）监测肝素治疗:APTT 对血浆肝素的浓度很敏感,是目前监测普通肝素抗凝治疗的首选指标。临床上,在应用中等剂量和大剂量肝素治疗期间必须作监测试验,一般使 APTT 维持在正常对照的 1.5～2.5 倍(75～100 秒)。同时注意动态观察血小板数量,以血小板计数小于 $50\times10^9/L$ 为停药的指征。以保证抗凝治疗的安全、有效。

（二）PT 测定(Quick 一步法)

在体外模拟体内外源性凝血的全部条件,测定血浆凝固所需的时间。PT 是常用的外源性凝血途径和共同凝血途径的筛检指标之一。

1. 检测原理　在受检血浆中,加入足够量的组织凝血活酶和适量的 Ca^{2+} ,即可满足外源凝血的全部条件,测定加入后血浆开始凝固所需的时间,即为血浆凝血酶原时间。

2. 结果

(1)直接报告:待检者 PT:××.×秒;正常对照 PT:××.×秒。

(2)凝血酶原比值(prothrombin ratio,PTR):PTR＝待检者 PT/正常对照 PT。

(3)国际标准化比值(international normalized ratio,INR)即 PTR[ISI],ISI(international sensitivity index)为国际敏感度指数。

3. 参考区间　每个实验室必须建立相应的参考区间。

(1)PT:成人 11～13 秒,超过正常对照值 3 秒为异常。

(2)INR:因 ISI 不同而异。

(3)PTR:成人 0.85～1.15。

4. 方法学评价　PT 检测分手工法和仪器法,检测原理均采用1935 年 Quick 创建的一步凝固法。手工法虽重复性差,但多次重复测定仍有相当程度的准确性,且操作简便,临床上仍在应用,并可用于仪器法校正。血凝仪法,干扰因素少、操作过程实现了标准化,检查快速、简便。

5. 临床意义

(1)PT 延长见于以下情况:

①先天性因子Ⅱ、Ⅴ、Ⅶ、Ⅹ减低及低(无)纤维蛋白原、异常纤维蛋白原血症。

②获得性凝血因子缺乏,如 DIC 晚期(PT 是 DIC 实验室筛检诊断标准之一)、严重肝病、阻塞性黄疸、维生素 K 缺乏等。

③血液循环中抗凝物质增多,如双香豆素、肝素等。

④原发性纤溶亢进。

(2)PT 缩短:见于高凝状态(如 DIC 早期)、血栓前状态及血栓性疾病、口服避孕药等。

(3)口服抗凝药物的监测:INR 为目前推荐的监测口服抗凝药的首选指标。国内一般将口服抗凝药达到有效剂量时的 INR 值定为 2.0～3.0。

五、抗凝物质检验

抗凝物质分为生理性和病理性两类,其筛检试验包括凝血酶时间测定、血浆游离肝素时间(free heparin time)或甲苯胺蓝纠正试验及狼疮抗凝物质的检测。确证试验包括血浆抗凝血酶活性的测定和血浆凝血酶－抗凝血酶复合物(thrombin－antithrombin complex,TAT)的测定等。本节仅介绍血浆凝血酶时间的测定。

血浆凝血酶时间(thrombin time,TT)是反映血浆中纤维蛋白原转变为纤维蛋白的筛检指标之一。TT 延长主要反映 Fg 浓度减少或功能异常以及血液中存在相关的抗凝物质(肝

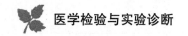

素、类肝素等)或纤溶亢进。

(一)检测原理

37℃条件下,在待检血浆中加入标准化凝血酶溶液后,直接将血浆纤维蛋白原转变为纤维蛋白,使乏血小板血浆凝固,测定其凝固所需的时间即为血浆凝血酶时间。

(二)参考区间

16～18 秒,超过正常对照值 3 秒为异常。

由于试剂中凝血酶浓度不同,其检测结果存在差异。因此,每个实验室必须建立相应的参考区间。

(三)方法学评价手工法重复性差、耗时,但多次重复测定仍有相当程度的准确性,且操作简便,临床上仍在应用,并可用于仪器法校正。血凝仪法,干扰因素少,操作过程实现了标准化,检查快速、简便。用 TT 检测来了解凝血作用有时也会出现误差,除纤维蛋白原含量低可造成 TT 时间延长外,过高纤维蛋白原,因其抑制纤维蛋白单体交联也会使 TT 延长。

(四)临床意义

1. TT 延长见于以下情况:

(1)低(无)纤维蛋白原血症、遗传性或获得性异常纤维蛋白原血症。

(2)血中存在肝素或类肝素物质(如肝素治疗、SLE 和肝脏疾病等)。类肝素增多,可加做 TT 纠正试验,若延长的 TT 能被甲苯胺蓝纠正,则提示有类肝素物质存在。

2. TT 可作为链激酶、尿激酶溶栓治疗的监测指标,TT 对肝素、水蛭素(hirudin)非常敏感,也是肝素、水蛭素等抗凝治疗的监测指标一般认为,当患者的 TT 为正常对照的 1.5～2.5 倍时,溶栓治疗安全有效。

六、纤溶活性检验

纤溶活性检验的筛检试验包括纤维蛋白原定量测定、血浆纤维蛋白(原)降解产物测定以及优球蛋白溶解时间(euglobulin lysis time,ELT)等的测定。确证试验包括血浆 D－二聚体测定、血浆硫酸鱼精蛋白副凝固试验(plasma protamine paracoagulation test,3P 试验)、血浆纤溶酶原活性测定、血浆纤维蛋白肽即 $B\beta_{1\sim42}$ 和 $B\beta_{15\sim42}$(fibrin peptide $B\beta_{1\sim42}$ and $B\beta_{15\sim42}$)等的测定。本节介绍纤维蛋白原定量测定、血浆纤维蛋白(原)降解产物测定及 D－二聚体的测定。

(一)血浆纤维蛋白原定量测定

纤维蛋白原(Fg)由肝脏合成,是血浆浓度最高的凝血因子。纤维蛋白原浓度或功能异常均可导致凝血障碍。因此,纤维蛋白原是出血性疾病与血栓性疾病诊治中常用的筛检指标之一。纤维蛋白原检测方法有多种,包括凝血酶凝固时间法(Clauss 法)、双缩脲比色法、比浊法、PT 衍生纤维蛋白原测定法、RAI 法和 ELISA 法等。有的准确性较差,已趋向淘汰。目前常用的方法有 Clauss 法、PT 衍生法等。

1. 检测原理

(1)凝血酶凝固时间法(Clauss 法):在受检血浆中加入凝血酶,使血浆中的纤维蛋白原转变为纤维蛋白,血浆中纤维蛋白原的含量与血浆凝固的时间呈负相关。被检血浆的维蛋白原实际含量可从国际标准品纤维蛋白原参比血浆测定的标准曲线中获得。

(2)酶联免疫法:用抗纤维蛋白原的单克隆抗体、酶联辣根过氧化氢抗体显色、酶联免疫检测仪检测血浆中的纤维蛋白原含量。

(3)PT衍生纤维蛋白原法:在血凝仪测定PT时,记录血浆开始凝固时的光密度值 S_1 和血浆完全凝固时的光密度值 S_2,计算此过程光密度的变化值 $\triangle S$ ($\triangle S = S_1 - S_2$),$\triangle S$ 与血浆中纤维蛋白原含量成正比,从制作的纤维蛋白原含量对 $\triangle S$ 的标准曲线中查获待测血浆的纤维蛋白原含量。

2.参考区间 成人:2.00~4.00g/L;新生儿:1.25~3.00g/L。

3.方法学评价

(1)Clauss法(凝血酶法)

①是检测纤维蛋白原含量最常用的方法,操作简单,结果可靠,敏感性和特异性较高,是目前推荐使用的测定方法。仪器法精密度比手工法高,但当通过血凝仪检测PT方法来换算纤维蛋白原浓度时,如结果可疑,则应采用Clauss法复核确定。

②本方法检测需要纤维蛋白的结构正常,且有一定的含量,对低(无)纤维蛋白原血症和异常纤维蛋白原血症患者应用ELISA或RAI等免疫学方法测定。

(2)免疫学法:操作简便,但特异性不高,所测的不仅有凝固功能的纤维蛋白原,还包括部分FDP、其他蛋白以及异常纤维蛋白原,与生理性纤维蛋白原活性不一定呈平行关系。

(3)PT衍生纤维蛋白原测定法:该法测定纤维蛋白原的线性范围较窄,故当血浆纤维蛋白原含量过高时需要稀释血浆,尤其是纤维蛋白原的含量过低时结果往往偏高,需要采用Clauss等检测方法复核。

4.临床意义 纤维蛋白原是一种急性时相反应蛋白,在急慢性炎症和组织损伤坏死时可增高。纤维蛋白原水平增高是冠状动脉粥样硬化心脏病和脑血管病发病的独立危险因素之一。临床上纤维蛋白原含量测定主要用于出血性疾病或血栓性疾病的诊断以及溶栓治疗的监测。

(1)增高见于以下情况:

①炎症及组织损伤,如急性心肌梗死、肺炎、肝炎、胆囊炎、风湿性关节炎、大手术、放射治疗、烧伤等。

②血栓前状态、糖尿病、恶性肿瘤等。

③月经期、妊娠期也可增高。

(2)减低见于以下情况:

①DIC晚期、肝硬化、无纤维蛋白原血症或异常纤维蛋白原血症、原发性纤溶。

②某些药物,如雄激素、鱼油、纤溶酶原激活、高浓度肝素等。

(3)溶栓治疗监测:溶栓治疗(如用UK、t-PA)及蛇毒治疗(如用抗栓酶、去纤酶)的监测。

(二)血浆纤维蛋白(原)降解产物测定

纤维蛋白原、可溶性纤维蛋白单体、纤维蛋白多聚体和交联纤维蛋白均可被纤溶酶降解,生成纤维蛋白(原)降解产物(FDP)。血液FDP浓度增高是体内纤溶亢进的标志,但不能鉴

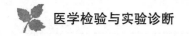
别原发性纤溶亢进与继发性纤溶亢进。

测定方法有胶乳凝集法、酶联免疫吸附法和仪器法(免疫比浊法),下面介绍胶乳凝集法。

1.检测原理　将FDP抗体包被于胶乳颗粒上,可与受检者血浆中的FDP发生抗原抗体反应,导致乳胶颗粒凝集。血浆中FDP浓度达到或超过5mg/L时,出现肉眼可见的凝集反应。根据待检血架的稀释度可计算出血浆中FDP含量。

2.参考区间　胶乳凝集法:阴性(<5mg/L);酶联免疫吸附法(ELISA):<10mg/L;仪器法(免疫比浊法):<5mg/L。

3.方法学评价

(1)胶乳凝集法操作简单,是目前测定FDP常用的方法。

(2)酶联免疫吸附法特异性高,可定量测定,但操作较复杂,影响因素较多。

(3)仪器法(免疫比浊法)操作简单、快速,结果准确,且易于质量控制,但成本较高。

4.临床意义　FDP阳性或FDP浓度增高见于原发性纤溶亢进,或继发性纤溶亢进,如DIC、肺栓塞、深静脉血栓形成、恶性肿瘤、肝脏疾病、器官移植排斥反应和溶栓治疗等。

(三)血浆D-二聚体测定

D-二聚体(D-dimer,D-D)是交联纤维蛋白在纤溶酶作用下的降解产物之一。继发性纤溶中纤溶酶的主要作用底物是纤维蛋白,生成特异性纤维蛋白降解产物D-D,所以D-D是继发性纤溶特有的代谢产物,对继发性纤溶的诊断具有特异性。下面介绍胶乳凝集法。

1.检测原理　将抗D-D单克隆抗体包被于胶乳颗粒上,可与受检者血浆中的D-D发生抗原抗体反应,导致乳胶颗粒凝集,且凝集的强度与血浆D-D的含量成正比。

2.参考区间　胶乳凝集法:阴性(<250μg/L);ELISA法:<400μg/L;仪器法(免疫比浊法):<400μg/L。

3.方法学评价

(1)胶乳凝集法操作简便、快速,是一种较理想的筛检试验,但有一定的假阴性率,必要时可采用灵敏度更高的酶联免疫吸附法和仪器法。

(2)ELISA法特异性高,可定量测定,但操作较复杂,影响因素较多。

(3)仪器法(免疫比浊法)操作简单、可快速定量测定,结果准确,且易于质量控制,但成本较高。

4.临床意义　健康人血液D-D浓度很低,在血栓形成与继发性纤溶时D-D浓度显著增高。因此,D-D是DIC实验诊断中特异性较强的指标,并在排除血栓形成中有重要价值。

(1)阳性见于以下情况:

①继发性纤溶亢进症,如DIC。

②血栓性疾病,如脑栓塞、深静脉血栓、肺栓塞、动脉血栓栓塞等,是体内血栓形成的指标。

③其他疾病,如肝硬化、恶性肿瘤、妊娠(尤其产后)、手术等。

(2)原发性与继发性纤溶亢进症鉴别指标:继发性纤溶亢进D-D浓度增高,而在原发性纤溶尤进早期D-D浓度正常,可作为两者的鉴别指标之一。D-D阳性可作为继发性纤溶如DIC或其他血栓性疾病诊断的依据,其灵敏度达90%～95%。特异性仅为30%～40%,但阴性预测值可达 95%以上,因此,D－D 阴性基本可排除血栓形成。

(3)溶栓治疗的监测:使用尿激酶治疗时,D－D 含量增高,用药后 6 小时最高,24 小时后恢复至用药前水平。

七、血栓与止血检验的临床应用

1.止血缺陷筛检。

2.手术前止凝血功能筛检。

3.DIC 实验诊断。

4.监测抗凝与溶栓治疗。

第二章　尿液检验

第一节　概述

尿液(urine),是血液经过肾小球滤过、肾小管和集合管重吸收和排泌所产生的终末代谢产物。尿液的组成和性状可反映机体的代谢状况,并受机体各系统功能状态的影响。通过尿液的排泄,可排出体内的代谢废物、异物、毒物等,同时调节水、电解质代谢及酸碱平衡,借以维持机体内环境的相对恒定。因此,尿液检验(Urine test)不仅对泌尿系统疾病的诊断、疗效观察有一定临床意义,而且对其他系统疾病的诊断、预后判断也有重要参考价值。

一、尿液的生成与排泄

(一)尿液的生成

尿液生成分肾小球的滤过、肾小管的重吸收和肾小管与集合管的分泌三个相互联系的环节。

1.肾小球的滤过　肾小球是由入球小动脉经过分支,形成无数毛细血管后,又汇集成出球小动脉的球形毛细血管网,位于肾皮质,故称肾小球(glomerule)。正常肾小球滤过膜对血浆成分的滤过具有选择性,当血液流经肾小球时,除血细胞、大分子量蛋白质不能滤出外,血浆中的水、电解质和小分子有机物都能由肾小球滤入肾小囊,形成超滤液,也称原尿。肾小球滤过的影响因素有:

(1)屏障作用:肾小球滤过膜的屏障作用,主要指孔径屏障与电荷屏障。①孔径屏障:指滤过膜的孔径大小、结构与功能的完整性。肾小球滤过膜的毛细血管内皮细胞是滤过膜的内层,细胞间缝隙直径为 50~100nm 不等,形成了许多孔径大小不同的网孔,是阻止血细胞通过的屏障(可称为细胞屏障);基膜是滤过膜中间层,由非细胞性的水合凝胶构成,其结构呈微纤维网状,网孔为 4~8nm 大小的多角形,除水和部分小分子溶质可以通过外,它还决定着分子大小不同的其他溶质的滤过(可称为滤过屏障 filtra-tion barrier),是滤过膜的主要孔径屏障;外层是具有足突的肾小囊脏层上皮细胞,足突之间相互交错形成裂隙,裂隙上还有一层滤过裂隙膜(可称为裂隙屏障),在超滤过程中,起着重要作用,是肾小球滤过的最后一道孔径屏障。在正常情况下,肾小球滤过膜只允许相对分子质量小于 1.5 万的小分子物质自由通过,1.5 万~7 万的中分子物质可部分通过,而相对分子质量大于 7 万的物质(如球蛋白、纤维蛋白原等)几乎不能通过。②电荷屏障:指肾小球滤过膜的内皮细胞层与上皮细胞层的涎酸蛋白、基膜表面硫酸肝素类等带负电荷的结构。这些带负电荷的结构多属糖蛋白,由于相同电荷相斥的作用而阻止那些带负电荷较多的大分子物质滤过,故任何引起肾小球滤过膜孔径屏障及电荷屏障改变的因素,都可引起原尿及终尿成分的改变。

(2)滤过膜的通透性:是指不同物质通过肾小球滤过膜的能力,其主要取决于被滤过物质相对分子质量大小及其所带电荷性质。一般而言,电荷中性的物质的有效半径小于 2.0nm者(如葡萄糖分子的有效半径为 0.36nm),常可自由滤出;有效半径大于 4.2nm 的大分子物质则不能或极难被滤过;有效半径在 2.0~4.2nm 之间的各种物质,其滤过能力则与有效半径呈反比。随着物质相对分子质量有效半径的增大,它们的滤过量则逐渐减低。

肾小球滤过膜有三层结构,即毛细血管壁的内皮层、基膜及覆盖于基膜外的肾小球囊脏层的上皮细胞(足突细胞),细胞间存在大小不同的间隙,构成机械性屏障。构成滤过膜的细胞表面覆盖有大量带负电荷的唾液酸,形成电荷屏障,使血浆中带负电荷的成分不易通过。

2.肾小管与集合管重吸收 正常成年人每天形成原尿约 180L,但每天仅排出终尿 1~2L,这是由于肾小管和集合管具有选择性重吸收和强大的浓缩功能,可减少营养物质丢失、排出代谢终产物。肾小管不同部位对各种物质的重吸收各不相同,有主动吸收和被动吸收两种方式。近曲小管是重吸收的主要部位,其中葡萄糖、氨基酸、乳酸、肌酸等全部重吸收;HCO_3^-、K^+、Na^+ 和水大部分重吸收;硫酸盐、磷酸盐、尿素、尿酸部分吸收;肌酐不被重吸收。同时由于髓袢的降支对水的重吸收大于对溶质的重吸收,可使肾小管内液的渗透压逐渐升高,形成渗透梯度,可进一步促进集合管对水的重吸收,以达到尿液的稀释与浓缩。

3.肾小管和集合管的分泌与排泄作用 肾小管上皮细胞可将其细胞内部的代谢产物分泌到管腔中,并将血液中的某些物质排泄到管腔内。

肾小管能分泌 H^+、K^+ 等,同时重吸收 Na^+,故称为 $K^+ - Na^+$ 交换,起排 K^+ 保 Na^+ 作用。肾小管不断产生 NH_3,与其分泌的 H^+ 结合,生成 NH_4^+,分泌入管腔以换回 Na^+,这是肾排 H^+ 保 Na^+ 的另一种方式。

(二)尿液的排泄

原尿经肾小管和集合管的重吸收、分泌与浓缩稀释后即形成了终尿,流经肾盂、输尿管到达膀胱并贮存,通过尿道排出体外。在排尿时还可能混入泌尿、生殖系统各部位的少量分泌物或脱落细胞。

二、尿液检查的临床应用

尿液检验是临床上最常用的重要检测项目之一,根据临床需要,通过实验室手段对尿液中的某些成分进行检查,指导临床医师解决以下问题:

1.协助泌尿系统疾病的诊断和疗效观察 泌尿系统炎症、肿瘤、结石、血管病变及肾移植手术后发生排斥反应时,可引起尿液成分的改变,因此尿液检测是泌尿系统疾病最常用的不可替代的首选项目。

2.其他系统疾病的辅助诊断与观察 凡引起血液成分改变的疾病,均可引起尿液成分的变化。如糖尿病时进行尿糖检查,黄疸时进行尿胆红素、尿胆原和尿胆素检查,急性胰腺炎时进行尿淀粉酶检查,多发性骨髓瘤时进行尿液本周蛋白检查等,均有助于疾病的诊断与观察。

3.安全用药的监护 临床上常用药物如庆大霉素、卡那霉素、多粘菌素 B、妥布霉素、磺胺药、抗肿瘤药及某些中药(如关木通、马兜铃)等,对肾脏都有一定的毒性作用,常可引起肾脏的损害,如在用药前及用药过程中随时进行尿液检验,及时发现尿液的改变、采取措施,确保用药安全。

4.中毒与职业病的防护 某些重金属铅、镉、铋、汞等均可引起肾脏损害。对从事重金属作业的人员,以及作业场地附近的居民,应进行定期体检,以早期发现并预防肾脏损害。对劳动保护与职业病的诊断及预防有一定意义。

5.健康体检 通过尿液分析,可筛查泌尿、肝胆系统疾病和代谢性疾病(如糖尿病)等,达到早发现、早治疗,特别是对亚健康群体进行定期监测以提高人们的生活质量。

第二节 尿液标本采集与处理

尿液标本是尿液检验的物质基础,其采集和处理是否正确直接影响检验结果的准确性。根据尿液检查的目的,确定尿标本的种类、采集时间和方法,进行必要的处理并及时送检或保存,是确保尿液检查结果准确性的主要分析前因素。

一、标本采集

(一)尿液标本采集一般要求

1.患者准备 临床医师、护士和检验技师应该向患者介绍留取尿液的时间、方法,并提供收集样品的容器。对不能自主留取样品的患者,需要通过技术手段协助其留取尿液标本,例如婴幼儿、失去意识的患者和需要导尿的患者。有条件的医院可以给患者提供《临床标本留取指南》等文字性指导资料。尿液标本采集的一般要求见表2-1。

表2-1 尿液标本采集的一般要求

项目	一般要求
患者要求	患者处于安静状态,按常规生活、饮食。注意运动、性生活、月经、过度空腹或饮食、饮酒、吸烟及姿势和体位等都对检查结果有影响
避免污染	①患者先洗手并清洁外生殖器、尿道口及周围皮肤 ②女性患者特别要避免阴道分泌物或月经血污染尿液,男性患者要避免精液混入 ③要避免化学物质(如表面活性剂、消毒剂)、粪便等其他污染物混入
采集时机	用于细菌培养的尿液标本,必须在使用抗生素治疗前使用无菌容器采集,以利于细菌生长
特殊要求	①采用导尿标本或耻骨上穿刺尿标本时,医护人员应先告知患者及家属有关注意事项,然后由医护人员进行采集 ②采集婴幼儿尿标本时,由儿科医护人员指导,并使用小儿专用尿袋采集标本

2.明确标记 在尿液采集容器和检验申请单上,准确标记患者姓名、门诊号或病历号、性别、年龄、检验项目、采集尿液标本的日期和时间、标本量和类型等信息,或以条形码作为唯一标识。

(二)尿液标本采集容器及器材

1. 尿液标本采集容器准备见表2—2。

表2—2 尿液标本采集容器的准备

指标	要求
材料	①透明、不渗漏、不与尿液发生反应的玻璃或塑料容器 ②儿科患者使用专用的洁净柔软的聚乙烯塑料袋
规格	①容积50～100ml，圆形开口且直径至少4～5cm ②底座宽而能直立、安全且易于启闭的密闭装置 ③采集计时尿(如24小时尿)容器的容积应至少达2～3L，且能避光
清洁度	容器洁净、干燥、无污染(菌落计数$<10^4$CFU/L)
标识	容器要标有患者姓名、性别、ID号和标注留尿时间，并留有粘贴条形码位置
其他	①用于细菌培养的尿液标本容器采用特制的无菌容器 ②对于必须保存2小时以上的尿液标本，建议使用无菌容器

2. 信息标记 应用于尿液检查的容器、离心管(试管)、载玻片必须便于标记和识别，且保持洁净。信息标记应粘贴牢固、防潮，贴于容器外壁上，不允许贴在容器盖上。

(三)检测样本的类型

根据临床尿液检查的目的(通常包括化学检查、尿液有形成分显微镜检查和细菌学检查等)、患者状况和检验要求。常用的尿液标本分为晨尿、计时尿、随机尿和特殊尿标本。

1. 晨尿标本

(1)晨尿是指清晨起床后、未进早餐和做运动之前第一次排出的尿液。晨尿一般在膀胱中的存留时间达6～8小时，标本浓缩、偏酸，有形成分保持比较完整，尿液中的细胞、管型、细菌、结晶及肿瘤细胞等有形成分检出率会较高。还用于肾脏浓缩功能的评价、人绒毛膜促性腺激素(hCG)的测定。应该告知患者清晨起床后将中段尿排在干净清洁的玻璃或塑料容器内，加盖，在1.5小时内送到医院实验室。

(2)二次晨尿是指采集晨尿后2～4小时内的尿液。由于清晨第一次尿液在膀胱内潴留时间过长，并从留取到送检到检验的过程偏长，容易使部分有形成分发生形态改变和数量的减少，有学者推荐使用二次晨尿用于尿沉渣检查或尿常规检查。

2. 随机尿标本 随机尿(random urine)，是指在任何需要的情况下，随时留取的尿液标本。适用于门诊或急诊患者。随机尿易受饮食、运动、药物的影响，可能导致低浓度或病理性临界值浓度的物质和有形成分的漏检。因而，随机尿不能准确反映患者的状况，但随机尿比较新鲜，对尿液中有形成分的形态干扰最少，特别适用于对尿液中红细胞形态的观察。

3. 计时尿标本

(1)餐后尿标本：通常收集午餐后2小时(14:00～16:00)的尿液。餐后尿有利于病理性尿胆原(为最大分泌时间)、尿糖和尿蛋白的检出，有助于对肝胆疾病、肾疾病、糖尿病、溶血性疾病等的诊断。

(2)3小时尿标本：收集上午6～9时的尿液称为3小时尿。适用于定时定量进行尿液中的有形成分分析。

(3)12 小时尿标本:即收集从晚上 8 时开始到次晨 8 时终止的 12 小时内全部尿液。12 小时尿标本过去曾用于尿液有形成分计数(如 Addis 计数),现认为这种标本中的有形成分易于破坏,结果变化较大,已趋于淘汰。但,近来有学者提出该标本可用于微量白蛋白和球蛋白排泄率测定。

(4)24 小时尿标本:患者于上午 8 时排空膀胱,并弃去排出的尿液,此后收集每次排出的尿液,直至次日上午 8 时最后一次排出的尿液,全部收集于容器内并记录尿量。常用于肌酐、儿茶酚胺、17-羟皮质类固醇(17-羟)、17-酮类固醇(17-酮)、总蛋白质、尿素、电解质等化学物质定量的检查。还用于肾功能检查、尿结核分枝杆菌检查等。

4.特殊尿标本

(1)中段尿标本:采集标本前先清洗外阴,再用 0.1% 清洁液(如新洁尔灭等)消毒尿道口。在不间断排尿过程中,弃去前、后时段排出的尿液,以无菌容器采集中间时段的尿液。一般用于细菌培养。

(2)三杯尿标本:患者一次连续排尿,分别采集前段、中段、末段的尿液,分装于 3 个尿杯中,及时送检。多用于泌尿系统出血部位的定位和尿道炎的诊断。

(3)导管尿和耻骨上穿刺尿:①导尿标本:用于已经实施导尿术的患者。严格消毒导尿管口,放出中段尿送检。②穿刺尿标本:用于患者不能自主排尿,如尿潴留或排尿困难患者。一般采取耻骨上穿刺技术采集尿样。③导尿和穿刺尿标本:主要用于尿潴留或排尿困难,临床确有需求,并由临床医生征得患者或家属同意后采取。2 岁以下小儿慎用,采取过程应该严格消毒、严格按照无菌技术采集标本。

(四)尿液标本留取方法

1.晨尿和随机尿标本收集　嘱咐患者清洗外阴部,留取中段尿,将前段尿自然排出,收集中间段约 15~50ml 的尿液于容器中,最后段的尿液同样弃去不要。

2.二次晨尿标本的收集　一般患者在早晨 6~7 时起床后,可随机尿出夜间存储于膀胱内的尿液,然后正常饮水。饮水量约 1 杯(200~300ml)。在上午 8~9 时留取二次晨尿标本,留取中段尿标本,尽快送医院实验室检查,并告知实验室此标本为二次晨尿标本。

3.婴幼儿标本的收集　是一种特殊的尿液收集程序,应该用儿科和新生儿专用的尿标本收集袋,此袋上有低过敏原的保护性黏膜,可保护儿童皮肤,并不会将尿标本渗漏到新生儿身体上。正确收集儿童随机尿标本,临床医生或者护士需按如下要求操作:

(1)分开儿童的腿。

(2)保证耻骨会阴部清洁、干燥、无黏液。

(3)移去防护纸,暴露出粘连于袋上的低过敏黏膜。对于女孩,拉紧会阴除去皮肤皱褶,将黏膜紧压于阴道四周,从皮肤连接处开始,黏膜在直肠与阴道之间一直向前;对于男孩,将袋连于阴茎,将片状物压紧于会阴。确保整个黏膜牢固地粘于皮肤,黏膜无皱褶。

(4)定时察看容器(如每隔 15 分钟)。

(5)从患者处收回收集标本,并标明记号。

(6)如无进一步污染,将标本倒入收集杯,杯子贴上标签,送去检查。

4.导尿和穿刺尿标本的收集　此类标本必须在医生或护士严格无菌操作程序下采集,属于非实验室人员和患者可以自行留取和操作所能采集的标本,应该尽快送检。此类标本采集有一定难度,因此无论标本量的多与少,都应该尽量满足临床对该标本的检验需求,并在化验结果处注明标本类型、收到时间和标本量。

二、标本运送与贮存

(一)尿液标本运送

尿液标本的运送,应保证标本在不影响检验结果质量的时间和环境条件下送至检测地点(实验室)。运送的过程包括送检签收、运送和实验室接收三个环节,三个环节的时间都应体现在检验报告中,以便进行质量监控。

1.标本送检签收

(1)一般患者的尿液标本,运送人员定时到临床科室收取,并与临床人员共同核对标本的数量、患者姓名、检测项目、收取时间等信息,在登记本上记录,双方当事人签名确认,然后送往实验室。

(2)急症患者的标本必须有明显标识,在签收时应单独交给运送人员,运送人员在标本运送至实验室时也应单独呈给检验人员加以说明,以防止延误检测。

(3)门诊患者的尿液由患者采集标本后,可由患者或其家属直接送至实验室,由检验人员登记送检的时间、患者姓名、年龄、性别、检测项目等信息后,由送检者签名确认。

2.尿液标本的运送

(1)及时送检:尿液标本应在收集后2小时内送至检验科并检测完毕。如不能立即送检或检测,应放置于2~8℃冷藏保存。2~8℃冷藏标本保存仅适合部分项目,不适合于胆红素和尿胆原,而且冷藏保存可令无定形尿酸盐和无定形磷酸盐沉淀,影响显微镜检查。如果尿液还要用于做细菌培养,运送过程也应冷藏,冷藏过程应保持到标本接种为止。

(2)避光保存:由于有些分析物(如胆红素)对光敏感,进行此类项目的检测标本应避光保存和运送。

(3)运送容器:盛放标本的容器要有盖以防止尿液漏出。在运送过程中,最好放置在第2个容器内以防止溅出液体。

3.出现以下情况应拒收标本

(1)唯一性标志错误或不清楚的、脱落的、丢失的。

(2)容器破损的。

(3)标本量不足者。

(4)被污染的微生物培养标本。

(5)收集标本离送检间隔过长,对检测结果有明显影响者。

以上是标本拒收的常用标准,对特殊情况或具体标本各实验室还可自行规定。标本验收情况应有记录,标本不合格的情况应及时反馈给申请科室或临床医生。对某些特殊情况,拒收或退回标本可能有困难,应与申请医生直接联系,提出处理意见,如申请医生仍要求做检验,实验室应在检验报告单上对验收不合格的情况进行描述,说明对检验结果可能产生的影响。

标本验收工作实际上是临床实验室对送检标本外在质量的把关,对于很多大型医院这一工作量非常庞大,如用手工操作可能难以完成,这时候应利用信息系统和条形码技术,以提高效率和减少错误。

(二)尿液标本贮存

尿液检查一般需要新鲜尿标本,并且在采集后2小时内检查完毕,最好在30分钟内完成检验。尿液标本放置时间过久会使尿液中有形成分溶解、破坏、变形,影响检查的准确性。因此对不能及时检查的尿液标本,必须进行适当处理或保存,以降低因标本送检延时而引起的理化性状改变,进行多项分析时的尿液应分装,并根据不同的分析目的选择不同的保存方法。

1.冷藏或冷冻 冷藏是保存尿液标本最简便的方法,一般可保存6小时,但要避光加盖。低温能防止一般细菌生长,保持尿液的弱酸性及某些成分的生物活性,但有些标本冷藏后,由于磷酸盐与尿酸盐的析出与沉淀,可妨碍有形成分的观察。因此,不推荐在2小时内可完成检测的尿液标本进行冷藏保存。冷藏保存主要用于电解质、肌酐、葡萄糖、总蛋白、白蛋白、重金属、药物、促卵泡激素、雌三醇等检查。冷冻可较好保存尿液中的酶类、激素等,但需先将标本离心弃去细胞成分后密封,保存上清液。

2.防腐 尿液有形成分检查应该在接收到标本后尽快进行,因此一般不需要添加防腐剂(preservative),然而对计时尿标本和在标本采集后2小时内无法进行尿液检查,或被检查的成分不稳定时,可加入特定的化学防腐剂,常见的化学防腐剂的种类、作用及意义见表2-3。

表2-3 常见的化学防腐剂的种类、作用及意义

防腐剂	用量	作用	意义	备注
甲醛	(5~10)ml/L	对细胞、管型有固定作用	有形成分检验	过量可干扰镜检、使尿糖测定呈假阳性
甲苯	(5~20)ml/L	阻止标本与空气接触,保护化学成分	化学成分检验	
麝香草酚	<1g/L	抑制细菌、保存有形成分	有形成分及结核分枝杆菌检验	过量可干扰加热醋酸法尿蛋白定性实验及尿胆素检测
浓盐酸	10ml/L	保护激素等成分	17-羟或17-酮类固醇、儿茶酚胺	不能用于常规筛查
硼酸	10g/L	抑制细菌、保护蛋白质和有形成分	蛋白质、尿酸测定	干扰常规筛查的pH
冰乙酸	25ml/24h	保护5-HT,VMA	5-HT,VMA	
碳酸钠	10ml/24h	碱化尿液	卟啉类测定	不能用于常规筛查

三、尿液标本采集生物安全和检测后处理

(一)尿液标本采集生物安全

尿液标本的采集应在临床护士或主管医生指导下完成。每一份尿液标本采集完后置于

符合规定的密封容器里。运送过程中同时要注意生物安全,应该意识到尿液是有潜在生物危害的标本,并应采取全面的预防措施,如防止标本漏出或侧翻,污染环境、器材和衣物等。

（二）尿液标本检测后的处理

实验室检查后的尿液标本不能随意处理,因其中可能含有细菌、病毒等传染性物质。应按照《临床实验室废物处理原则》(WS/T/249－2005)的方法处理实验后的残余标本和所用器械,以免污染环境,传染他人。

1. 检测后尿液　检测后尿液标本一律视为感染性生物污染源,必须经过 10g/L 过氧乙酸或漂白粉消毒处理后,通过专门的管道排进医院污水池中统一处理。

2. 标本容器　如果所用的容器及试管不是一次性的,需经 70% 乙醇液浸泡,或经 30～50g/L 漂白粉液浸泡处理,也可用 10g/L 次氯酸钠浸泡 2 小时,或 5g/L 过氧乙酸浸泡 30～60 分钟,再用清水冲洗干净,干燥后备用。所用的容器及试管若是一次性试管、玻片、一次性定量计数板等应该统一存放在标有污染物的容器中,经高压灭菌处理后弃去或使用高温焚化处理。

第三节　尿液理学检查

尿液理学检查主要包括尿量、颜色、透明度、比重、尿渗量及气味等。

一、尿量

尿量(urine volume),是指 24 小时内排出体外的尿液总量。尿量主要取决肾脏生成尿液的能力和肾脏的浓缩与稀释功能。一般情况下,尿量与饮水量呈正相关,此外尿量还受到体内外多种因素的影响,如食物、气候、年龄、精神因素、活动量等。即使是健康人,24 小时尿量的变化也较大。

（一）检测原理

使用量筒等刻度容器直接测定尿量。①直接法:将每次排出的全部尿液收集于一个容器内,然后测定尿液总量。②累计法:分别测定每次排出的尿液量,最后累计尿液总量。③计时法:测定每小时排出的尿量或特定时间段内排出的尿量,换算成每小时尿量。

（二）方法学评价

直接法准确性较高,但需加防腐剂。累计法需要多次测定,易漏测,误差较大,可影响结果准确性。计时法常用于观察危重患者某一时间段的排尿量。

（三）质量保证

量具上应有清晰的容积刻度(精确到 ml);必须采集全部尿液;24 小时尿量读数误差不能超过 20ml。

（四）参考区间

成年人:1000～2000ml/24h,昼夜尿量之比为(2～4):1;儿童按体重计算尿量,大约为成年人的 3～4 倍。

（五）临床意义

1. 多尿(polyuria)是指成人 24 小时尿量超过 2500ml,儿童 24 小时尿量超过 3000ml。

(1)生理性多尿:肾脏功能正常,由于外源性或生理性因素所致的多尿,可见于饮水过多、静脉输液、精神紧张等,也可见于服用咖啡因、脱水剂、利尿剂等药物。

(2)病理性多尿:常因肾小管重吸收功能和浓缩功能减退所致,病理性多尿的原因与发生机制见表2—4。

表2—4　病理性多尿的原因与发生机制

分类	原因	机制
代谢性疾病	糖尿病	溶质性利尿,尿量多,尿比重高
肾脏疾病	慢性肾炎、慢性肾盂肾炎、肾小管性酸中毒、高血压肾病、失钾性肾病、急性肾衰竭多尿期、慢性肾衰竭早期等	肾小管受损致肾浓缩功能减退。肾性多尿患者夜尿增多,昼夜尿量之比<2:1
内分泌疾病	尿崩症、原发性醛固酮增多症、甲状腺功能亢进等	ADH分泌绝对或相对不足,肾小管及集合管重吸收水分的能力下降,尿量多,尿比重低

2.少尿(oliguria),是指24小时尿量<400ml或每小时尿量持续<17ml(儿童<0.8ml/kg);12小时无尿或24小时尿量<100ml为无尿(anuria)。无尿发展至排不出尿液称为尿闭。生理性少尿见于机体缺水或出汗过多。病理性少尿常见的原因与发生机制见表2—5。

表2—5　少尿常见的原因与发生机制

分类	原因	机制
肾前性	休克、过敏、失血过多、心力衰竭、肾动脉栓塞、肿瘤压迫、重症肝病、全身性水肿。严重腹泻、呕吐、大面积烧伤、高热、严重创伤、感染(如败血症)等	肾缺血、血容量减低、血液浓缩、肾脏血流量减少、ADH分泌增多
肾性	急性肾小球肾炎、急性肾盂肾炎、急性间质性肾炎、慢性肾炎急性发作、慢性疾病,如高血压性和糖尿病性肾血管硬化、慢性肾小球肾炎、多囊肾等导致的肾衰竭、肌肉损伤(肌红蛋白尿)、溶血(血红蛋白尿)和肾移植(急性排斥反应)等	肾实质病变致GFR减低
肾后性	输尿管结石、损伤、肿瘤、药物结晶(如磺胺类药物)、尿路先天性畸形、单侧性或双侧性上尿路梗阻;前列腺肥大症、膀胱功能障碍、前列腺癌等疾病	尿路梗阻

二、颜色和透明度

尿液外观包括颜色及透明度。正常的尿液颜色由淡黄色到深黄色,随尿量的多少、饮食、药物及病变而变化。颜色的深浅一般与尿比重平行;与单位时间的尿量呈反比,尿量少,颜色深,比重高。在正常情况下,尿液颜色主要来源于尿色素及尿胆原。

透明度一般以混浊度(turbidity)表示,可分清晰透明、轻微混浊(雾状)、混浊(云雾状)、明显混浊4个等级。正常尿液混浊的原因主要为结晶所致。病理性混浊尿的原因为尿液中含有白细胞、红细胞及细菌。尿液中如有黏蛋白、核蛋白也可因尿液pH变化而析出产生混浊。

（一）检测原理

通过肉眼观察或尿液分析仪判断尿液颜色和透明度。

（二）方法学评价

尿液颜色和透明度受检验人员主观因素或尿液分析仪检测标准影响，所以判断标准很难统一，临床应用中仅作参考。

（三）质量保证

1.标本新鲜 新鲜尿液标本有助于准确判断尿液颜色和透明度。尿液放置时间过长，盐类结晶析出、尿素分解产氨、细菌繁殖、尿胆原和尿胆红素的转化等多种因素，均可影响检验结果的准确判断。

2.防止污染 采用无色、洁净且无化学物质污染的容器采集尿液标本，最好使用一次性尿杯，采集标本前3天需禁服溴化物、碘化物等影响尿液颜色的药物，以防出现假阳性。

3.标准统一 统一尿液分析仪、干化学试带或检验人员判断尿液颜色和透明度的标准。

（四）参考值

新鲜尿液淡黄色、清晰透明。

（五）临床意义

1.生理变化 尿液颜色受食物、药物及尿色素等影响，一般呈淡黄色至深黄色，不同药物对尿液颜色的影响见表2-6。

表2-6 不同药物对尿液颜色的影响

药物	尿液颜色
乙醇	苍白色
大黄蒽醌	暗红色（碱性）、黄褐色（酸性）
苯酚红	粉红（碱性）
氯唑沙宗、去铁敏、酚酞	红色、紫色
核黄素、呋喃唑酮、痢特灵、黄连素、牛黄、阿的平、吖啶黄	黄色、深黄色
靛青红、亚甲蓝	蓝色
山梨醇铁、苯、酚、利福平	棕色
左旋多巴、激肽、灭滴灵、氯喹等	暗褐色、黑色
番泻叶、山道年、苯茚二酮等	橙色、橙黄色
酚磺酞、番泻叶、芦荟、氨基匹林、磺胺药等	红色、红褐色
氨基甲酸酯	绿棕色

2.病理变化 尿液常见的颜色变化有红色、深黄色、白色等。

（1）红色：最常见的尿液颜色变化，不同原因所致尿液红色的鉴别见表2-7。

表2-7 尿液红色的鉴别

项目	血尿	血红蛋白尿	肌红蛋白尿	假性血尿
原因	泌尿生殖系统出血	血管内溶血	肌肉组织损伤	卟啉、药物、食物
颜色	淡红色云雾状、洗肉水样或混有血凝块	暗红色、棕红色甚至酱油色	粉红色或暗红色	红葡萄酒色、红色
离心尿沉渣显微镜检查	大量红细胞	无红细胞	无红细胞	无红细胞
离心上清液颜色	清或微红色	红色	红色	红色
上清液隐血试验	弱阳性或阴性	阳性	阳性	阴性
尿蛋白定性试验	弱阳性或阴性	阳性	阳性	阴性

①血尿:尿液内含有一定量的红细胞称为血尿(hematuria)。1L尿液内含有血液达到或者超过1ml,且尿液外观呈红色,称为肉眼血尿(macroscopic hematuria)。由于含血量不同,尿液可呈淡红色云雾状、洗肉水样或混有血凝块。在排除女性月经血的污染之外,常见于以下情况:a. 泌尿生殖系统疾病:如炎症、损伤、结石、出血或肿瘤等。b. 出血性疾病:如血小板减少性紫癜、血友病等。c. 其他:如感染性疾病、结缔组织疾病、心血管疾病、内分泌代谢疾病、某些健康人剧烈运动后的一过性血尿等。

②血红蛋白尿:正常血浆中的血红蛋白低于50mg/L,而且与结合珠蛋白结合形成复合物,因后者相对分子质量较大,不能从肾脏排出,被肝细胞摄取后,经转化变成结合胆红素从胆管或肾脏排出体外。当发生血管内溶血时,血红蛋白超过结合珠蛋白结合能力并超过肾阈值(约为1.3g/L)时,这种游离的血红蛋白因分子量较小,可通过肾小球滤出形成血红蛋白尿(hemoglobinuria)。在酸性尿液中血红蛋白可氧化成为正铁血红蛋白而呈棕色,如含量较多则呈棕黑色酱油样外观。血红蛋白尿主要见于蚕豆病、阵发性睡眠性血红蛋白尿(paroxysmal nocturnal hemoglobinuria, PNH)及血型不合的输血反应、阵发性寒冷性血红蛋白尿(paroxysmal cold hemoglobinuria, PCH)、行军性血红蛋白尿、免疫性溶血性贫血等,尿液隐血试验呈阳性。

③肌红蛋白尿(myoglobinuria):尿液呈粉红色或暗红色,常见于肌肉组织广泛损伤、变性,如挤压综合征、急性心肌梗死、大面积烧伤、创伤等。

④卟啉尿(porphyrinuria):尿液呈红葡萄酒色,常见于先天性卟啉代谢异常等。

(2)深黄色:最常见于胆红素尿(bilirubinuria),尿液中含有大量的结合胆红素所致。外观呈深黄色,振荡后泡沫亦呈黄色,见于阻塞性黄疸和肝细胞性黄疸。若在空气中久置,胆红素可被氧化为胆绿素而使尿液外观呈棕绿色。服用一些药物如呋喃唑酮、核黄素等尿液可呈黄色或棕黄色外观,但胆红素定性试验为阴性。

(3)白色

①乳糜尿(chyluria):经肠道吸收的乳糜液不能经正常的淋巴循环引流入血,而逆流至泌尿系统的淋巴管中,引起该淋巴管内压力增高,淋巴管曲张、破裂,淋巴液进入尿液所致,乳糜尿可呈不同程度的乳白色。乳糜尿液中有时可含有多少不等的血液,称血性乳糜尿或乳糜血尿(hematochyluria)。乳糜尿主要见于丝虫病、肿瘤、腹部创伤或由手术等引起。妊娠或分娩

可诱发间歇性乳糜尿。糖尿病脂血症、类脂性肾病综合征、长骨骨折骨髓脂肪栓塞也可引起乳糜尿。

②脓尿(pyuria):尿液中含有大量的脓细胞,外观可呈不同程度的黄白色混浊或含脓丝状悬浮物,放置后可有白色云絮状沉淀。见于泌尿系统感染及前列腺炎、精囊炎等。显微镜检查可见大量的脓细胞,蛋白定性常为阳性。

③盐类结晶尿(crystalluria):尿液中含有的盐类浓度较高,尿液刚排出体外时透明,当外界温度下降后,盐类溶解度降低,盐类结晶很快析出使尿液混浊。可通过加热、加乙酸来判断是否为结晶尿。若为尿酸盐结晶,加热后混浊消失;若为磷酸盐和碳酸盐结晶,加热后混浊增加,加乙酸后均变清,有气泡者为碳酸盐结晶,无气泡者为磷酸盐结晶。盐类结晶尿的蛋白与隐血定性试验通常为阴性。

(4)黑褐色:见于重症血尿、变性血红蛋白尿,也可见于酪氨酸病、酚中毒、黑尿酸症或黑色素瘤等。

(5)蓝色:主要见于尿布蓝染综合征(blue－diaper syndrome),尿液内含有过多的尿蓝母(indican)衍生物靛蓝(indigotin),也可见于尿蓝母、靛青生成过多的某些胃肠疾病。

(6)淡绿色:见于铜绿假单胞菌感染。

新鲜尿液发生混浊可由盐类结晶、红细胞、白细胞(脓细胞)、细菌、乳糜等引起。混浊尿产生的原因及特点见表2－8。

表2－8 混浊尿产生的原因及特点

混浊	原因	特点
灰白色云雾状	盐类结晶(磷酸盐、尿酸盐、碳酸盐结晶)	加热或加酸、加碱,混浊消失
红色云雾状	红细胞	加乙酸溶解
黄色云雾状	白细胞、脓细胞、细菌、黏液、前列腺液	加乙酸不溶解
膜状	蛋白质、红细胞、上皮细胞	有膜状物出现
白色絮状	脓液、坏死组织、黏液丝等	放置后有沉淀物
乳白色混浊或凝块	乳糜	外观具有光泽感,乳糜试验阳性

三、比重

尿比重(specific gravity,SG),是指在4℃条件下尿液与同体积纯水的重量之比。在生理条件下,尿比重与排出的水分、盐类、有机物含量和尿量有关;在病理情况下还受尿蛋白、尿糖及细胞成分等影响。测定尿比重可粗略反映肾小管的浓缩稀释功能。

尿比重测定方法很多,如干化学试带法、折射计法、尿比重计法、超声波法、称量法等。

(一)检测原理

1.干化学试带法 干化学试带法(reagent strip method)又称干化学法,试带膜块中含有多聚电解质、酸碱指示剂(溴麝香草酚蓝)及缓冲物。尿液离子浓度与经过处理的多聚电解质的电离常数(pKa)改变相关,根据颜色变化换算成尿液电解质浓度,将电解质浓度再换算成比重。

2.折射计法 折射计(refractometer)法利用溶液中总固体量与光线折射率的相关性进行测定。

3.尿比重计法 采用特制的尿比重计(urinometer)测定 4℃时尿液与同体积纯水的重量之比。

4.超声波法 利用声波在不同特性物质中传播速度与密度相关的特点,通过测定声波的偏移来计算比重。

5.称量法 在相同温度条件下,分别称取同体积尿液和纯水的重量,计算比值得出尿比重。

(二)方法学评价

1.干化学试带法 ①操作简单、快速。②不受高浓度的葡萄糖、尿素或放射造影剂的影响,但受强酸、强碱及尿液蛋白质的影响较大。③灵敏度低、精密度差,检测范围窄。④只能作为尿液比重的筛检试验,不能作为评价肾脏浓缩稀释功能的指标。

2.折射计法 ①美国临床实验室标准化协会(Clinical and Laboratory Standards Institute,CLSI)和中国临床实验室标准化委员会(China Committee of Clinical Laboratory Standards,CCCLS)推荐的参考方法。②易于标准化、标本用量少(1 滴尿液),可重复测定,尤其适合少尿患者和儿科患者。③测定结果通常比尿比重计法低 0.002。

3.尿比重计法 操作简单,标本用量大,易受温度及尿糖、尿蛋白、尿素或放射造影剂影响,准确性低。CLSI 建议不使用比重计法,现已少用。

4.超声波法 易于自动化、标准化,但需特殊仪器。适用于浑浊的尿液标本,且与折射计法有良好的相关性。

5.称量法 准确性高,曾作为参考方法,但操作烦琐,易受温度变化的影响,不适用于日常检验。

(三)质量保证

1.干化学试带法

(1)检测前:①使用与仪器匹配、合格、有效期内的试带。②每天用标准色带进行校准。

(2)检测中:①试带法对过高或过低的尿比重不灵敏,应以折射计法为参考。②如尿液 pH>7.0,测定值应增高 0.005 作为补偿。

2.折射计法 检测前要根据室温进行温度补偿。可用 10g/L、40g/L 和 100g/L 蔗糖溶液校正折射计,其折射率分别为 1.3344,1.3388 和 1.3479。

3.尿比重计法

(1)检测前:新购比重计应用纯水在规定的温度下观察其准确性。在 15.5℃时,蒸馏水的比重为 1.000,8.5g/L NaCl 为 1.006,50g/L NaCl 为 1.035。

(2)检测中:①尿量要充足,以保证比重计悬浮于液面中央而不贴壁。②检测时液面无泡沫。③读数应准确。④校正测定温度以及蛋白尿、糖尿。

(四)参考区间

成人:随机尿 1.003~1.030;晨尿>1.020。新生儿:1.002~1.004。

（五）临床意义

尿比重可粗略反映肾脏的浓缩与稀释功能。由于影响尿比重的因素较多，因此，用于评估肾功能时，24小时连续多次测定尿比重较一次测定更有价值。

1. 高比重尿　①尿量少比重高：见于休克、高热、脱水或大量排汗、急性肾炎、心力衰竭等。②尿量多比重高：见于糖尿病、使用放射造影剂等。

2. 低比重尿　慢性肾小球肾炎、肾盂肾炎等由于肾小管浓缩功能减退而比重降低。尿液比重<1.015时，称为低渗尿（hyposthenuria）或低比重尿。因肾实质破坏而丧失浓缩功能时，尿液比重常固定在1.010±0.003（与肾小球滤过液比重接近），称为等渗尿（isosthenuria），可见于急性肾衰竭多尿期、慢性肾衰竭、肾小管间质疾病、急性肾小管坏死等。尿崩症患者因下丘脑—垂体受损，抗利尿激素分泌减少，或由于肾小管的上皮细胞对抗利尿激素的灵敏度降低，大量水分从体内排出而使比重减低，常出现严重的低比重尿（<1.003，可低至1.001）。

3. 药物影响　右旋糖酐、造影剂、蔗糖等可引起尿比重增高；氨基糖苷类、锂、甲氧氟烷可使尿比重减低。

四、尿渗量

尿渗量（Urine osmolality, Uosm），是指尿液中具有渗透活性的全部溶质微粒（包括分子和离子）的总数量，与颗粒种类及大小无关，反映了溶质和水的相对排出速度，蛋白质和葡萄糖等不能离子化的大分子物质对其影响较小，但溶质的离子数量对尿渗量影响较大，故测定尿渗量能真正反映肾脏浓缩和稀释功能，是评价肾脏浓缩功能较好的指标。尿渗量以质量毫摩尔浓度[mmol/kg H_2O(mOsm/kg H_2O)]表示，目前检验尿液及血浆渗量一般采用冰点渗透压计（freezing point osmometer）的方法进行。

（一）检测原理

任何物质溶于溶剂后与原来的纯溶剂相比，均有冰点下降、沸点上升、蒸汽压减低以及渗透压增高等改变，其改变的大小取决于溶质微粒的数量。由于冰点下降法具有操作简便、样本用量少、测量精度高等特点，因此，目前测定溶液中溶质颗粒浓度的仪器大多采用冰点下降原理而设计。根据拉乌尔冰点下降原理，任何溶液，如果其单位体积中所溶解的颗粒（分子和离子）的总数目相同，引起溶液冰点下降的数值也相同。1渗量的溶质可使1kg水的冰点下降1.858℃，冰点下降的程度与溶质渗量成比例。

$$渗量(Osm/kgH_2O) = \frac{测得溶液冰点下降度(℃)}{1.858}$$

（二）方法学评价

冰点渗透压计测定的准确性高，样本用量少，不受温度的影响，主要与溶质的微粒数量有关，但尿渗量检测步骤烦琐，不如尿比重简单，快速和经济，目前临床应用不如尿比重广泛。

（三）质量保证

这方面包括仪器的校准、分析前标本的正确处理、分析中的质量控制。标本的正确处理包括①标本采集：标本应采集于洁净、干燥的有盖容器内，立即送检。②标本离心：去除标本中的不溶性颗粒，但不能丢失盐类结晶。③标本保存：若不能立即送检，应将标本保存于冰箱

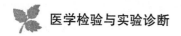

内,测定前置于温水浴中,使盐类结晶溶解。

（四）参考区间

禁饮后:①血浆渗量 275～305mOsm/kg H_2O,平均为 300mOsm/kg H_2O。②尿渗量:600～1000mOsm/kg H_2O(相当于 SG 1.015～1.025),平均 800mOsm/kg H_2O。③尿渗量/血浆渗量比值为(3.0～4.5)∶1.0。

（五）临床意义

尿渗量主要与溶质颗粒数量有关,在评价肾脏浓缩和稀释功能方面,较尿比重更理想,更能反映真实的情况。

1. 评价肾脏浓缩稀释功能　健康人禁饮 12 小时后,尿渗量与血浆渗量之比>3,尿渗量>800mOsm/kg H_2O 则为正常。若低于此值,说明肾脏浓缩功能不全。等渗尿或低渗尿可见于慢性肾小球肾炎、慢性肾盂肾炎、多囊肾、阻塞性肾病等慢性间质性病变等。

2. 鉴别肾性和肾前性少尿　肾小管坏死导致肾性少尿时,尿渗量降低(常<350mOsm/kg H_2O)。肾前性少尿肾小管浓缩功能无明显降低,故尿渗量较高(常>450mOsm/kg H_2O)。

五、气味

健康人新鲜尿液有来自尿液中酯类及挥发性酸的气味。

（一）参考区间

微弱芳香气味。

（二）临床意义

如果尿液标本久置,因尿素分解可出现氨臭味。尿液气味也可受到食物和某些药物的影响,如过多饮酒、进食葱、蒜、服用某些药物等,可使尿液中出现相应的特殊气味。新鲜尿液出现异常气味的原因见表 2—9。

表 2—9　新鲜尿液出现异常气味的原因

气味	原因
氨臭味	慢性膀胱炎和慢性尿潴留
腐臭味	泌尿系统感染或晚期膀胱癌
烂苹果气味	糖尿病酮症酸中毒
大蒜臭味	有机磷中毒
鼠尿味	苯丙酮尿症

第四节　尿液常用化学检验

一、酸碱度

正常新鲜尿液常为弱酸性。尿液酸碱度主要受肾小管泌 H^+、泌 NH_3 和碳酸氢根离子的重吸收等因素影响。正常人在普通膳食的条件下尿液 pH 为 4.5~8.0,它受饮食、运动、饥饿、服用药物及疾病的影响。

(一)检测原理

1. 干化学试带法　采用酸碱指示剂法,膜块中含溴麝香草酚蓝(pH6.0~7.6)和甲基红(pH4.6~6.2),变色范围为橙红(pH4.5)－黄绿色(pH7.0)－蓝色(pH9.0),检测结果多由仪器判读,也可肉眼目测与标准色板比较来判读。

2. pH 试纸法　pH 广泛试纸是浸渍有多种指示剂混合液的试纸条,色泽范围为棕红至深黑色,与标准色板比较,肉眼判读尿液 pH 近似值。

3. 指示剂法　采用酸碱指示剂(indicator)原理。常用 0.4g/L 溴麝香草酚蓝(bromothymol blue,BTB)溶液,当指示剂滴于尿液后,显示黄色为酸性尿,绿色为中性尿,蓝色为碱性尿。

4. 滴定法　滴定法(titration)利用酸碱中和反应原理。采用 0.1mol/L NaOH 溶液将定量尿液滴定至 pH7.4 时,由 NaOH 消耗量求得尿液可滴定酸度。

5. pH 计法　又称电极法,银－氯化银指示电极通过盐桥与对 pH 灵敏的玻璃膜和参比电极(甘汞电极,$Hg－Hg_2Cl_2$)相连。当指示电极浸入尿液后,H^+ 通过玻璃膜时,指示电极与参比电极之间产生电位差,经电压计测得后转化为 pH 读数。

(二)方法学评价

尿液酸碱度测定的方法学评价见表 2－10。

表 2－10　尿液酸碱度测定的方法学评价

方法	评价
试带法	配套应用于尿液分析仪,是应用最广泛的筛检方法,能满足临床对尿液 pH 检查的需要
pH 试纸法	操作简便,采用 pH 精密试纸可提高检测的灵敏度,但试纸易吸潮而失效
指示剂法	BTB 变色范围为 pH6.0~7.6,当尿液 pH 偏离此范围时,检测结果不准确;黄疸尿、血尿可直接影响结果判读
滴定法	可测定尿液酸度总量。临床上用于尿液酸度动态监测,但操作复杂
pH 计	结果准确可靠,需特殊仪器,操作烦琐。可用于肾小管性酸中毒定位诊断、鉴别诊断、分型

(三)质量保证

1. 检测前　确保标本新鲜、容器未被污染。陈旧标本可因尿液 CO_2 挥发或细菌生长使 pH 增高;细菌可使尿液葡萄糖降解为酸和乙醇,使 pH 减低。

2. 检测中

(1)试带法或试纸法:要充分考虑试带能否满足临床对病理性尿液 pH 测定的需要;定期用弱酸和弱碱检查试带的灵敏度;确保试纸或试带未被酸碱污染、未吸潮变质,并在有效期内使用。

(2)指示剂法:因一般指示剂不易溶于水,指示剂解离质点状态与未解离质点状态呈现的颜色不尽相同,故在配制指示剂溶液时,应先用少许碱溶液(如 NaOH 溶液)助溶,再加蒸馏水稀释到适当浓度,以满足指示剂颜色变化范围。

（3）pH 计法：经常校准 pH 计，确保其处于正常状态。本法对测定温度有严格要求，当温度升高时 pH 值下降。因此，在使用时首先调整测定时所需的标本温度。某些新型 pH 计可自动对温度进行补偿。

3.检测后　在正常情况下，尿液 pH<4.5 或>8.0 较少见。尿液 pH<4.5 可见于：①尿液中含有高浓度葡萄糖，并被细菌污染。②患者服用大量酸性制剂。尿液 pH>8.0 可见于：①标本防腐或保存不当，细菌大量繁殖分解尿素产生氨。②患者服用大量碱性制剂。

另外，建立完善的尿液检验报告审核制度，通过申请单或医院信息系统（hospital information system，HIS）获取临床信息，通过电话、实验室信息系统（laboratory information system，LIS）、走访病房等形式与临床沟通，探讨异常结果可能的影响因素。

（四）参考区间

正常饮食条件下：①晨尿 pH5.5～6.5，平均 pH6.0。②随机尿 pH4.5～8.0。尿液可滴定酸度：20～40mmol/24h 尿。

（五）临床意义

尿液酸碱度是诊断呼吸性或代谢性酸中毒或碱中毒的重要指标，另外，可通过尿液 pH 的变化来调节结石病患者的饮食状态，或帮助机体解毒、促进药物排泄。

1.生理性变化　尿液 pH 值受食物、生理活动和药物影响。进餐后，因胃酸分泌增多，通过神经体液调节，使肾小管的泌 H^+ 作用减低和重吸收 Cl^- 作用增强，尿液 pH 值呈一过性增高，即为碱潮（alkaline tide）。

2.病理性变化　常见影响尿液 pH 的因素见表 2—11。

表 2—11　常见影响尿液 pH 的因素

因素	酸性	碱性
食物	肉类、高蛋白及混合食物（含硫、磷）	蔬菜、水果（含钾、钠）
生理活动	剧烈运动、应激、饥饿、出汗	用餐后碱潮
药物	氯化铵、氯化钾、氯化钙、稀盐酸等	碳酸氢钠、碳酸钾、碳酸镁、枸橼酸钠、酵母、利尿剂
肾功能	肾小球滤过增加而肾小管保碱能力正常	肾小球滤过功能正常而肾小管保碱能力丧失
疾病	①酸中毒、发热、慢性肾小球肾炎 ②代谢性疾病：如糖尿病、痛风、低血钾性碱中毒（肾小管分泌 H^+ 增强，尿液酸度增高） ③其他：尿酸盐或胱氨酸尿结石、白血病、呼吸性酸中毒（因 CO_2 潴留）	①碱中毒：如呼吸性碱中毒，丢失 CO_2 过多 ②肾小管性酸中毒：远曲小管形成氨和 H^+ 的交换功能受损，肾小管泌 H^+、排 H^+ 及 H^+-Na^+ 交换能力减低，机体明显酸中毒，尿液 pH 呈相对偏碱性 ③尿路感染：如膀胱炎、肾盂肾炎、变形杆菌性尿路感染（细菌分解尿素产生氨） ④其他：草酸盐、磷酸盐或碳酸盐尿结石、严重呕吐（胃酸丢失过多）
其他	尿液含酸性磷酸盐	尿液内混入脓液、血液、细菌

3.药物影响　①用氯化铵酸化尿液，可促进碱性药物从尿液排泄，对使用四环素类、呋喃

妥因治疗泌尿系统感染非常有利。②用碳酸氢钠碱化尿液,可促进酸性药物从尿液排泄,常用于氨基糖苷类、头孢菌素类、大环内酯类、氯霉素等抗生素治疗泌尿系统感染时。③发生溶血反应时,口服碳酸氢钠碱化尿液,可促进血红蛋白溶解及排泄。

二、蛋白质

蛋白质是尿液化学检查中最重要的项目之一。正常情况下,由于肾小球滤过膜的屏障作用,血浆中的高和中相对分子质量的蛋白质如清蛋白、球蛋白不能通过滤过膜;小相对分子量的蛋白质,如微球蛋白(β_2－microglobulin,β_2－M)、α_2 微球蛋白(α_2－microglobulin,α_2－M)、溶菌酶等,可以自由通过滤过膜,但其滤出量低,95％又在近曲小管被重吸收。终尿液中的蛋白质含量极低,仅 30～130mg/24h 尿。随机尿液中蛋白质为 0～80mg/L,尿蛋白定性试验阴性。当尿液蛋白质含量增多,超过 100mg/L,定性试验阳性,或定量试验超过 150mg/24h 尿时,称为蛋白尿(proteinuria)。

尿蛋白主要来源于两条途径,一是来自血浆蛋白,主要是清蛋白,约占尿蛋白总量的60％;另一个来自泌尿系统所产生的组织蛋白,如糖蛋白、黏蛋白、分泌型免疫球蛋白 A 和溶菌酶等,约占尿蛋白总量的 40％。

(一)检测原理

1. 干化学试带法　试带法采用了 pH 指示剂蛋白质误差原理。在 pH3.2 的条件下,酸碱指示剂(溴酚蓝)产生的阴离子与带阳离子的蛋白质结合形成复合物,引起指示剂进一步电离,当超越缓冲范围时,指示剂发生颜色改变。颜色的深浅与蛋白质含量呈正比。同时,酸碱指示剂也是灵敏的蛋白显色剂,试带法可用于尿蛋白定性或半定量检测。

2. 磺基水杨酸法(sulfosalicylic acid method,SSA)　又称磺柳酸法。在略低于蛋白质等电点的酸性环境下,磺基水杨酸根离子与蛋白质氨基酸阳离子结合,形成不溶性蛋白盐而沉淀。沉淀量或溶液反应后的浑浊程度,可反映蛋白质的含量,为尿蛋白定性或半定量检查方法。

3. 加热乙酸法是尿蛋白定性的经典方法,蛋白质遇热变性凝固,加稀酸使尿液 pH 降低并接近蛋白质等电点(pH4.7),使变性凝固的蛋白质进一步沉淀,同时可以消除某些磷酸盐和碳酸盐析出所造成的浑浊干扰。

(二)方法学评价

1. 干化学试带法　操作简便、快速、易于标准化,适用于健康普查或临床筛检,目前已广泛应用于临床。

(1)灵敏度和特异性:①不同类型试带的灵敏度可有一定差异,一般为 70～100mg/L,与所用的酸碱指示剂有关。②试带法对清蛋白灵敏,对球蛋白的灵敏度仅为清蛋白1/100～1/50,容易漏检本周蛋白。③试带法不适用于肾脏疾病的疗效观察及预后判断。④采用单克隆抗体技术的试带检测清蛋白,可排除其他蛋白质的干扰。⑤基于考马斯亮蓝等染料结合蛋白质的原理,国外已研发出一种新型蛋白试带,对清蛋白、球蛋白、本周蛋白具有同样的灵敏度。

(2)干扰因素:试带法检测尿蛋白的干扰因素及评价见表 2－12。

表 2−12　试带法检测尿蛋白的干扰因素及评价

干扰因素	评价
标本因素	尿液 pH＞9,可致假阳性;尿液 pH＜3,可致假阴性。最适宜尿液 pH5～6,故必要时可先调节尿液 pH
食物因素	尿液酸碱度与摄入食物有关,检查前1天应均衡饮食,避免摄入过多肉类或蔬菜、水果
药物因素	假阳性:奎宁、奎尼丁、嘧啶等或尿液中含有聚乙烯、吡咯酮、洗必泰、磷酸盐、季铵盐消毒剂等,尿液呈强碱性(pH≥9.0) 假阴性:滴注大剂量青霉素或应用庆大霉素、磺胺、含碘造影剂
操作过程	假阳性:试带浸渍时间过长,反应颜色变深 假阴性:试带浸渍时间过短,反应不完全,或浸渍时间过长使膜块中的试剂流失

2.磺基水杨酸法　①操作简便、反应灵敏,与清蛋白、球蛋白和本周蛋白均能发生反应。②灵敏度达 50mg/L,但有一定的假阳性。③CLSI 将其推荐为尿蛋白的确证试验(conclusive test)。

(1)假阴性:见于尿液偏碱(pH＞9)或偏酸(pH＜3),因此,检测前先调节尿液 pH 至 5～6。

(2)假阳性:①尿液中含高浓度尿酸、尿酸盐、草酸盐。②与碘造影剂、大剂量青霉素钾盐有关。③尿液中混入生殖系统分泌物。

3.加热乙酸法　①经典方法,但操作复杂。②特异性强、干扰因素少,与清蛋白和球蛋白均能反应,灵敏度为 150mg/L。

(1)假阴性:①尿液偏碱(pH＞9)或偏酸(pH＜3),因此,检测前先调节尿液 pH 至 5～6。②对于无盐或低盐饮食患者,检测前应在尿液中加入 1～2 滴饱和氯化钠溶液。

(2)假阳性:尿液混有生殖系统分泌物。

(三)质量保证

应根据具体情况选择尿蛋白定性检查方法。初次就诊患者、现场快速检测、健康体检、疾病筛检等,可采用干化学试带法或磺基水杨酸法。当进行疗效观察或预后判断时,不宜仅采用试带法或磺基水杨酸法,而需要配合加热乙酸法,必要时还需进行尿蛋白定量和特定蛋白质的分析。

尿蛋白检测结果的准确性是临床比较关注的问题,应注重检测方法间的比较和比对,必要时阳性结果要用第 2 种方法核实。标本量多的实验室可按比例抽取阳性标本进行核对和定期进行方法比对。

1.检测前　嘱患者正常饮食,无其他特殊要求。

2.检测中　①坚持室内质量控制,可采用阳性和阴性两种浓度水平。②采用试带法,应严格遵循规范操作程序,保证浸渍时间恰到好处,时间过短或过长均可造成结果偏差。试带应妥善保存于阴凉干燥处,并注意有效期。③加热乙酸法可因盐类析出产生浑浊而引起假阳性。故务必遵守加热−加酸−再加热的操作程序。还应控制乙酸加入量,否则可影响结果。④加热乙酸法和磺基水杨酸法,均需要调节最适宜尿液酸碱度。

3.检测后　建立完善的检验报告审核制度,检验结果与临床如有不符,应分析检测前、检测中可能存在的因素,以提高尿蛋白定性检验的诊断价值。

（四）参考区间

阴性。

（五）临床意义

1.生理性蛋白尿 泌尿系统无器质性病变，尿内暂时出现蛋白尿，程度较轻，持续时间短，诱因解除后消失，称为生理性蛋白尿（physiologic proteinuria）。

（1）功能性蛋白尿：泌尿系统无器质性病变，暂时出现的轻度蛋白尿称为功能性蛋白尿（functional proteinuria）。可由剧烈运动、发热、低温刺激、精神紧张等因素所致，其形成机制可能与上述原因造成肾血管痉挛或充血，而使肾小球毛细血管壁的通透性增加所致。当诱因解除后，尿蛋白也迅速消失。生理性蛋白尿定性一般不超过 1＋，定量＜0.5g/24h，常为一过性蛋白尿。

（2）体位性蛋白尿（postural proteinuria）：又称直立性蛋白尿（orthostatic proteinuria）。在直立体位时出现尿蛋白而卧位时消失，且无血尿、高血压、水肿等肾病表现。直立体位时，可能由于前突的脊柱压迫肾静脉或因直立过久肾脏下移，使肾静脉扭曲造成肾静脉瘀血，淋巴、血流循环受阻所致。其特点是卧位时尿蛋白阴性，起床活动或久立后，尿蛋白呈阳性；平卧后又为阴性。多见于青少年。

（3）偶然性蛋白尿：尿液中混入血液、脓液、黏液、生殖系统分泌物（如白带、精液、前列腺液）或月经血等，导致尿蛋白定性试验阳性的蛋白尿，称为偶然性蛋白尿（accidental proteinuria）。因肾脏本身无损害，故又称假性蛋白尿。

2.病理性蛋白尿是指泌尿系统器质性病变所致的蛋白尿，可分为以下几种：

（1）肾小球性蛋白尿（glomerular proteinuria）：它是指肾小球受到炎症或毒素等损害时，引起肾小球毛细血管壁通透性增加，滤出较多的血浆蛋白，超过了肾小管重吸收能力所形成的蛋白尿。形成机制除因肾小球滤过膜的"孔径"增大外，还与肾小球滤过膜的各层特别是足突细胞层的静电屏障作用减弱有关。肾小球性蛋白尿液中蛋白含量常＞2g/24h 尿，通常以清蛋白为主，占 $70\%\sim80\%$，另外，β_2 微球蛋白也可轻度增多。根据滤过膜损伤程度及尿蛋白的组分，可将其分为选择性蛋白尿（selective proteinuria）和非选择性蛋白尿（non－selective proteinuria），其鉴别见表 2－13。

表 2－13 选择性蛋白尿与非选择性蛋白尿的鉴别

鉴别点	选择性	非选择性
原因	肾小球损伤较轻，如肾病综合征	肾小球毛细血管壁有严重破裂和损伤，如原发性和继发性肾小球疾病
相对分子质量	4 万～9 万	大相对分子质量、中相对分子质量
蛋白质种类	清蛋白，抗凝血酶、转铁蛋白、糖蛋白、Fc 片段等	IgG、IgA、IgM 和补体 C_3 等
尿蛋白定性	3＋～4＋	1＋～4＋
尿蛋白定量(g/24h)	＞3.5	0.5～3.0
Ig/Alb 清除率	＜0.1	＞0.5

(2)肾小管性蛋白尿(tubular proteinuria):它是指肾小管受到感染、中毒损伤或继发于肾小球疾病时,重吸收能力降低或抑制,而出现的以小相对分子质量蛋白为主的蛋白尿。尿液 M、溶菌酶增高,尿液清蛋白正常或轻度增多;尿蛋白定性 1＋～2＋,定量 1～2g/24h。常见于肾小管损伤性疾病。

(3)混合性蛋白尿:病变同时或相继累及肾小球和肾小管而产生的蛋白尿,称为混合性蛋白尿(mixed proteinuria),具有以上两种蛋白尿的特点,但各组分所占比例因病变损害部位不同而不一致,也可因肾小球或肾小管受损害程度的不同而有所差异。

(4)溢出性蛋白尿:肾小球滤过功能和肾小管重吸收功能均正常,因血浆中相对分子质量较小或阳性电荷蛋白异常增多,经肾小球滤过,超过肾小管重吸收能力所形成的蛋白尿,称为溢出性蛋白尿(overflow proteinuria)。异常增多的蛋白有游离血红蛋白、肌红蛋白、溶菌酶、本周蛋白(Bence Jones protein,BJP)等,溢出性蛋白尿多为 1＋～2＋,常见于多发性骨髓瘤等。

(5)组织性蛋白尿(histic proteinuria):它是指来源于肾小管代谢产生的、组织破坏分解的、炎症或药物刺激泌尿系统分泌的蛋白质,进入尿液而形成的蛋白尿。以 T－H 糖蛋白为主,生理性约为 20mg/24h 尿,组织性蛋白尿多为±～＋,定量 0.5～1.0g/24h 尿。

根据发生部位的不同又可将病理性蛋白尿分为肾前性、肾性和肾后性蛋白尿。①肾前性蛋白尿的临床意义及特征见表 2－14。②肾性蛋白尿主要是指肾小球性、肾小管性和混合性蛋白尿。③肾后性蛋白尿主要见于膀胱以下尿道的炎症、结石、结核、肿瘤,泌尿系统邻近器官疾病(如急性阑尾炎、慢性盆腔炎、宫颈炎、盆腔肿瘤等),生殖系统炎症等。

表 2－14　肾前性蛋白尿的临床意义及特征

类别	临床意义	特征
血管内溶血性疾病	蚕豆病、阵发性睡眠性血红蛋白尿、血型不合的输血反应	尿液出现大量游离血红蛋白
急性肌肉损伤	心肌梗死、挤压综合征、横纹肌溶解综合征等	尿液出现大量肌红蛋白,严重者可致急性肾衰竭
浆细胞病	多发性骨髓瘤、巨球蛋白血症、重链病、单克隆免疫球蛋白血症、浆细胞白血病	血清或尿液出现大量单克隆、多克隆免疫球蛋白或轻链、重链片段
酶类增高性疾病	急性单核细胞白血病、胰腺炎	尿液溶菌酶或淀粉酶活性增高

三、葡萄糖

健康人尿液中可有微量葡萄糖(<2.8mmol/24h),普通方法检测为阴性。当血糖浓度超过 8.88mmol/L(1.6g/L)时,尿液中开始出现葡萄糖。尿糖定性试验呈阳性的尿液称为糖尿(glucosuria)。尿糖主要指葡萄糖,也有微量乳糖、半乳糖、果糖、核糖、戊糖、蔗糖等。尿液中是否出现葡萄糖取决于血糖浓度、肾血流量和肾糖阈(renal glucose threshold)。

(一)检测原理

1.干化学试带法　采用葡萄糖氧化酶法(glucose oxidase method),试带膜块中含有葡萄糖氧化酶(glucose oxidase,GOD)、过氧化物酶、色素原等。尿液葡萄糖经试带中葡萄糖氧化酶催化,生成葡萄糖酸内酯和 H_2O_2,在存在过氧化物酶的情况下,以 H_2O_2 为电子受体氧化色素原而呈现颜色变化,颜色深浅与葡萄糖含量呈正比。

常用的色素原有邻联甲苯胺、碘化钾、4－氯－1－萘酚、4－氨基安替比林等。不同色素原反应后的呈色不同,有蓝色、红褐色或红色等。

2. 班氏法(Benedict 法)　在高热和强碱溶液中,葡萄糖或其他还原性糖,能将溶液中蓝色的硫酸铜还原为黄色的氢氧化亚铜沉淀,进而形成红色的氧化亚铜沉淀。根据沉淀的有无和颜色变化判断尿糖含量。

3. 薄层层析法(thin layer chromatography,TLC)　采用涂布吸附剂作固定相,醇类或其他有机溶剂作流动相,两相间可作相对移动。各组分随流动相通过固定相时,发生反复的吸附、解析或亲和作用,因其不同的展开速度而得以分离。显色后观察斑点移动距离和溶剂移动距离,计算比移值(rate of flow,Rf)。据 Rf 值可定性鉴定尿液成分,据斑点面积或颜色深浅可作定量测定。

(二)方法学评价

1. 干化学试带法

(1)灵敏度和特异性:试带法灵敏度高 1.67～2.78mmol/L,特异性强,大多不与非葡萄糖还原物质发生反应,简便快速,易于标准化,适用于健康普查或临床筛检,目前已广泛应用于临床。

(2)干扰因素

①标本因素:假阳性见于尿液标本容器有残留(如漂白粉、次氯酸等强氧化性物质)或尿液比重过低。假阴性见于标本久置后葡萄糖被细菌分解,或尿液酮体浓度过高(>0.4g/L)。

②药物因素:a.当尿液葡萄糖浓度低,维生素 C(>500mg/L)可与试带中的试剂发生竞争性抑制反应,产生假阳性。b.尿液含有左旋多巴、大量水杨酸盐等可导致假阴性,而氟化钠可致假阳性。

2. 班氏法　本法稳定,试验要求和成本较低,为非特异性方法,可测定尿液中所有还原性物质,包括:①还原性糖类,如半乳糖、果糖、乳糖。②非糖还原性药物,如水合氯醛、氨基比林、阿司匹林、青霉素、链霉素、维生素 C、异烟肼等。

班氏法的灵敏度低于试带法,当葡萄糖浓度达 8.33mmol/L 时才呈现弱阳性。多种抗生素对班氏法也有不同程度的影响,可能与班氏试剂中铜离子发生反应有关。

目前,利用班氏法原理已生产出药片型试剂,广泛应用于检测还原性物质,其检测便捷,有助于筛检遗传性疾病(如半乳糖血症),如对 2 岁以下婴幼儿作尿糖检验时,应该包括铜还原试验。

3. 薄层层析法　可作为确证试验,但操作复杂、费时、成本高,多用于研究。薄层层析法是检测和鉴定非葡萄糖的还原性糖的首选方法。

不同化学物质对尿糖检测的影响见表 2－15。

表 2－15　不同化学物质对尿糖检测的影响

成分	葡萄糖氧化酶试带法	铜还原片剂法（班氏法）
葡萄糖	阳性	阳性
非葡萄糖成分		
果糖	无反应	阳性
半乳糖	无反应	阳性
乳糖	无反应	阳性
麦芽糖	无反应	阳性
戊糖	无反应	阳性
蔗糖	无反应	阳性
酮体（大量）	可抑制颜色反应	无反应
肌酐	无反应	可能导致假阳性
尿酸	无反应	阳性
尿黑酸	无反应	阳性
药物		
维生素 C（大量）	可延迟颜色反应	弱阳性
头孢菌素等	无反应	阳性、棕褐色
左旋多巴（大量）	假阴性	无反应
萘啶酮酸	无反应	阳性
葡萄糖苷酸	无反应	阳性
对苯甲酸	无反应	阳性
盐酸苯氮吡啶	橙色影响结果	不确定
水杨酸盐	可减弱显色	无反应
X 射线造影剂	无反应	黑色
污染物		
过氧化氢	假阳性	可掩盖阳性结果
次氯酸（漂白剂）	假阳性	不确定
氟化钠	假阳性	无反应

（三）质量保证

1. 检测前　尿液标本新鲜,无污染,标本采集容器最好为一次性尿杯,静脉滴注大剂量维生素 C 后应慎做尿糖定性检查。

2. 检测中　强调室内质量控制,可采用阳性和阴性两种浓度水平。①试带法:采用酶促反应,其测定的结果与尿液和试剂膜块的反应时间、温度有关。试带应妥善保存于阴凉、干燥处,注意有效期。②班氏片剂法:严格遵循标准化操作规程,并在规定的温度下按规定时间进行比色。

3. 检测后　建立完善的检验报告审核制度,如结果与临床不符,应分析检测前、检测中可能存在的因素,并积极与临床联系,以提高尿糖检测的诊断价值。

(四)参考区间

阴性。

(五)临床意义

尿糖检测主要用于内分泌疾病,如糖尿病及其他相关疾病的诊断、治疗监测、疗效观察等,尿糖检测时应同时检测血糖,以提高诊断的准确性。体内许多激素都对血糖有调控作用,胰岛素能使血糖浓度下降,而生长激素、甲状腺素、肾上腺素、皮质醇、胰高血糖素等使血糖浓度升高。

1. 血糖增高性糖尿(hyperglycemic glycosuria)是由于血糖浓度增高所导致的糖尿。

(1)代谢性糖尿:由于内分泌激素分泌失常,糖代谢发生紊乱引起的高血糖所致。典型的代谢性疾病是糖尿病。

(2)内分泌性糖尿:内分泌性糖尿常见的原因及检查结果见表2-16。

表2-16 内分泌性糖尿常见原因及检查结果

疾病	原因	检查结果
甲状腺功能亢进	甲状腺素分泌过多,食欲亢进、肠壁血流加速,葡萄糖吸收率增高	餐后血糖增高,餐后尿糖阳性,空腹血糖、餐后2小时血糖正常
垂体前叶功能亢进	生长激素分泌过多	血糖增高,尿糖阳性
嗜铬细胞瘤	肾上腺素、去甲肾上腺素大量分泌,肝糖原降解为葡萄糖加速	血糖增高,尿糖阳性
Cushing综合征	皮质醇增高,抑制葡萄糖的酵解与利用,且加强了糖原异生作用;糖耐量降低	血糖增高,尿糖阳性

2. 血糖正常性糖尿又称肾性糖尿(renal glucosuria),因肾小管重吸收葡萄糖的能力及肾糖阈降低所致。血糖正常性糖尿(normoglycemic glycosuria)常见的原因及检查结果见表2-17。

表2-17 血糖正常性糖尿常见原因及检查结果

疾病	原因	检查结果
家族性糖尿	先天性近曲小管糖重吸收功能缺损	空腹血糖、糖耐量试验正常,空腹尿糖阳性
新生儿糖尿	肾小管对葡萄糖重吸收功能不完善	尿糖阳性
妊娠或哺乳期	细胞外液容量增高,肾小球滤过率增高而近曲小管重吸收能力受抑制,肾糖阈降低	尿糖阳性

3. 暂时性糖尿 ①进食大量碳水化合物:如进食含糖食品、饮料或静脉注射大量高渗葡萄糖溶液后,血糖可短暂、一过性增高,超过肾糖阈而导致糖尿。②应激性糖尿:情绪激动、脑血管意外、颅脑外伤、脑出血、急性心肌梗死时,延脑血糖中枢受刺激或肾上腺素、胰高血糖素分泌过多,呈暂时性高血糖和一过性糖尿。

4.其他糖尿 原尿液中乳糖、半乳糖、果糖、戊糖、蔗糖的重吸收率虽低于葡萄糖,但尿液中总含量并不高。当进食过多或受遗传因素影响时,糖代谢紊乱,这些糖的血液浓度增高而出现相应的糖尿。

四、酮体

酮体是脂肪氧化代谢过程中的中间代谢产物,包括乙酰乙酸、β-羟丁酸及丙酮。酮体是肝脏输出能源的一种形式,因酮体相对分子质量小,能溶于水,可通过血脑屏障和毛细血管壁,是肌肉和脑组织的能量来源,尤其是脑组织的重要能量来源。尿液中酮体(以丙酮计)约为 50mg/24h,定性试验为阴性。在饥饿、高脂低糖膳食、剧烈运动、应激状态和糖尿病时,脂肪动员加速,酮体生成增多,尤其是未控制饮食的糖尿病患者,因产生酮体速度>组织利用速度,可出现酮血症,继而产生酮尿(ketonuria)。

(一)检测原理

1.亚硝基铁氰化钠法 乙酰乙酸或丙酮与亚硝基铁氰化钠反应生成紫色化合物,但亚硝基铁氰化钠不与 β-羟丁酸发生反应。基于亚硝基铁氰化钠法的尿酮体检测方法见表 2-18。

表 2-18 基于亚硝基铁氰化钠法的尿酮体检测方法

方法	检测过程
试带法	含甘氨酸、碱缓冲剂、亚硝基铁氰化钠,在碱性条件下,后者与乙酰乙酸、丙酮起紫色反应
Lange 法	尿液中先加固体亚硝基铁氰化钠,后加少量冰乙酸,反复振荡使其溶解、混匀,再沿试管壁缓慢加入氢氧化铵溶液,丙酮或乙酰乙酸与亚硝基铁氰化钠反应,在与氨接触面上形成紫色环
Rothera 法	尿液中加 50%乙酸溶液,再加 200g/L 亚硝基铁氰化钠溶液,混匀,沿试管壁缓慢加入浓氢氧化铵溶液,丙酮或乙酰乙酸与亚硝基铁氰化钠反应,尿液表面出现紫色环
改良 Rothera 法	又称酮体粉法,将亚硝基铁氰化钠、硫酸铵、无水碳酸钠混合研磨成粉。在碱性条件下,丙酮或乙酰乙酸与亚硝基铁氰化钠和硫酸铵作用,生成紫色化合物
片剂法	含甘氨酸(与丙酮反应)和其他物质,可检测尿液、血清、血浆或全血酮体。于片剂上加尿液 1 滴,片剂呈色,在规定时间内与标准色板进行比色

2.Gerhardt 法 高铁离子($FeCl_3$,Fe^{3+})与乙酰乙酸的烯醇式基团发生螯合,形成酒红色的乙酰乙酸铁复合物。Gerhardt 法只检测乙酰乙酸。

(二)方法学评价

1.灵敏度 因试剂和操作的差异,不同检测方法的灵敏度和特异性不同,使用的方便性和普及程度也不尽相同。

2.干扰因素 ①假阳性:尿液中含大量肌酐、肌酸,高色素尿,尿液中含酞、苯丙酮、左旋多巴代谢物等。②假阴性:最主要是标本采集和保存不当,或亚硝基铁氰化钠对湿度、温度或光线很灵敏,或试带受潮失活。

（三）质量保证

1.检测前 乙酰乙酸在菌尿液中会被细菌降解,丙酮在室温下可以快速挥发。因此,应使用新鲜尿液标本并尽快检测。如保存尿液时应密闭冷藏或冷冻,检测时先将标本恢复至室温后再检测。

2.检测中 阴性和阳性对照是获得可靠结果的保证。为了防止过多的肌酐、肌酸引起假阳性,可在标本中加入少许冰乙酸。试带应存放于阴凉、干燥处,并注意有效期。

3.检测后 酮体成分的多样性、检测方法的灵敏度、不同病程酮体成分的变化性,均要求检验人员仔细审核结果,及时与临床沟通,做出合理正确的解释。

（四）参考区间

①定性:阴性。②定量:酮体(以丙酮计)170～420mg/L;乙酰乙酸≤20mg/L。

（五）临床意义

在正常情况下,血酮体和尿酮体存在一定的关系。当血酮体(乙酰乙酸＋β－羟丁酸)达到80mg/L时,尿酮体可达1＋;当血酮体达到130mg/L时,尿酮体可达3＋;相对于血酮体,检查尿酮体更加简便、快速。因此,尿酮体检查常被用于糖代谢障碍和脂肪不完全氧化性疾病或状态的辅助诊断。强阳性结果具有医学决定价值,只有约10％的患者体内仅有β－羟丁酸而呈阴性反应。

1.糖尿病酮症酸中毒

（1）早期诊断:由于糖尿病未控制或治疗不当,血酮体增高而引起酮症,所以尿酮体检查有助于糖尿病酮症酸中毒早期诊断(尿酮体阳性),并能与低血糖、心脑血管疾病、乳酸中毒或高血糖高渗透性糖尿病昏迷相鉴别。但是,当肾功能严重损伤而肾阈值增高时,尿酮体排出量减低,甚至完全消失。当临床高度怀疑为糖尿病酮症酸中毒时,即使尿酮体阴性也不能排除诊断,应进一步检查血酮体。

（2）治疗监测:糖尿病酮症酸中毒早期的主要酮体成分是β－羟丁酸(一般试带法无法测定),而乙酰乙酸很少或缺如,此时测得结果可导致对总酮体量估计不足。当糖尿病酮症酸中毒症状缓解之后,β－羟丁酸转变为乙酰乙酸,反而使乙酰乙酸含量比急性期的早期高,此时易造成对病情估计过重。

2.非糖尿病性酮症 严重呕吐、腹泻、饥饿、长期禁食、感染、发热、全身麻醉后等均可出现酮尿。妊娠女性因严重的妊娠反应、妊娠剧吐、子痫、不能进食、消化吸收障碍等因素也可出现酮尿。

3.其他 中毒时可出现酮尿,如氯仿、乙醚麻醉后,有机磷中毒等。另外,服用双胍类降糖药(如苯乙双胍)时可出现血糖降低、尿酮体阳性的现象。新生儿出现尿酮体强阳性,应高度怀疑遗传性疾病。

五、亚硝酸盐

尿液亚硝酸盐(nitrite,NIT)主要来自病原菌对硝酸盐的还原反应,其次来源于体内的一氧化氮(NO)。体液中内皮细胞、巨噬细胞、粒细胞等使精氨酸在酶的作用下生成NO,而NO

极易在体内有氧条件下,氧化成亚硝酸盐和硝酸盐。

(一)检测原理

Griess法。尿液中含有来源于食物或蛋白质代谢产生的硝酸盐,如果感染了大肠埃希菌或其他具有硝酸盐还原酶的细菌时,可将硝酸盐还原为NIT。尿液NIT先与对氨基苯磺胺(或对氨基苯砷酸)形成重氮盐,再与3-羟基-1,2,3,4-四氢苯并喹啉(或N-1-萘基乙二胺)结合形成红色偶氮化合物,其颜色深浅与NIT含量呈正比。

(二)方法学评价

尿液NIT阳性检出率取决于以下三个条件:①尿液中是否存在适量硝酸盐。②尿液中的致病菌是否存在硝酸盐还原酶。③尿液在膀胱内是否停留足够长的时间(4小时)。Griess法的灵敏度为0.3~0.6mg/L。亚硝酸盐检测的干扰因素及评价见表2-19。

表2-19　亚硝酸盐检测的干扰因素及评价

因素	评价
食物	尿液中硝酸盐主要来源于正常饮食、体内蛋白质代谢、或由氨内源性合成。不能正常饮食的患者,体内缺乏硝酸盐,即使有细菌感染,也可出现阴性
药物	假阴性:利尿剂、大量维生素C。假阳性:非那吡啶
标本	高比重尿使其灵敏度降低;假阳性见于陈旧尿、偶氮剂污染的尿液
致病菌	常见致病菌:大肠埃希菌属(致病率最高)、克雷伯杆菌属、变形杆菌属、葡萄球菌属、假单胞菌属等。阳性诊断与大肠埃希菌感染符合率约为80%。粪链球菌属感染时则呈阴性
尿液停留时间	晨尿标本较好,尿液在膀胱内停留时间长,细菌有充分作用时间,否则易呈假阴性

(三)质量保证

1.检测前　宜使用晨尿标本,及时送检,尽快检测。

2.检测中　做好两种水平的室内质控,定期用阳性标本验证试带的质量。试带应干燥、避光贮存,并注意有效期。

3.检测后　仔细审核检验报告,综合分析NIT、试带法白细胞酯酶结果,必要时进行显微镜检查,以提高诊断尿路感染的可靠性。

(四)参考区间

阴性。

(五)临床意义

目前,亚硝酸盐作为尿液化学检查组合项目之一,主要用于尿路感染的快速筛检。与大肠埃希菌感染的相关性高,阳性结果常表示有细菌存在,但阳性程度不与细菌数量呈正比。单一检测NIT的影响因素较多,阴性结果不能排除菌尿的可能,阳性结果也不能完全肯定为泌尿系统感染。因此,解释结果时可与白细胞酯酶、尿沉渣显微镜检查结果相结合,综合分析。尿液细菌培养为确证试验。

六、血红蛋白

健康人血浆中大约有 50mg/L 游离血红蛋白(Hb),但尿液中无游离 Hb。当发生血管内溶血时,大量 Hb 释放入血液形成血红蛋白血症(hemoglobinemia)。若 Hb 量超过结合珠蛋白结合能力时,血浆游离 Hb 可经肾小球滤出,超过 $1.00\sim1.35g/L$ 时,Hb 可随尿液排出,即为血红蛋白尿(hemoglobinuria)。因此,溶血时是否出现血红蛋白尿取决于以下三个因素:血浆内游离 Hb 的含量、结合珠蛋白的含量和肾小管重吸收能力。

(一)检测原理

1.干化学试带法 过氧化物酶法。血红蛋白含有血红素基团,具有过氧化物酶样活性,能催化 H_2O_2 作为电子受体氧化色素原呈色,借以识别微量血红蛋白的存在,其呈色深浅与血红蛋白含量呈正比。常用的色素原有邻联甲苯胺、氨基比林和四甲基联苯胺(3,3′,5,5－tetram－ethylbenzidine,TMB)等。

2.化学法 与干化学试带法反应原理一致。常用方法有邻联甲苯胺法、氨基比林(匹拉米洞)法等。

3.免疫法 采用免疫胶体金法测定原理。

(二)方法学评价

1.干化学试带法 操作简单、快速,可作为尿液 Hb 的筛检试验,目前广泛应用于临床。

不同试带检测灵敏度有所差异,一般为 $0.15\sim0.30mg/L$,除与游离 Hb 反应外,也与完整的红细胞反应。但在高蛋白、高比重尿液中,红细胞不溶解,此时结果只反映 Hb 的量。①假阳性:尿液中含有不耐热性触酶、尿液被强氧化剂污染或尿路感染时某些细菌产生过氧化物酶。②假阴性:尿液中含大量维生素 C 或其他还原物质、过量甲醛、大量亚硝酸盐(反应延迟)。

2.化学法 邻联甲苯胺法灵敏度为 $0.3\sim0.6mg/L$。操作简单,但试剂稳定性差,特异性较低。

假阳性:尿液中有铁盐、硝酸、铜、锌、碘化物等,或过氧化物酶、其他不耐热性触酶。

3.免疫法 操作简便,灵敏度高(Hb 0.2mg/L),特异性强,不受鸡、牛、猪、羊、兔 Hb(500mg/L)、辣根过氧化物酶(200mg/L)干扰,可作为确证试验。

(三)质量保证

1.检测前 尿液标本要新鲜,检测前将尿液煮沸约 2 分钟,以破坏白细胞过氧化物酶或其他不耐热性触酶。

2.检测中 做好 2 种水平的室内质控或设置阳性对照,验证 3% 过氧化氢或试带,以确保其有效性和可靠性。

3.检测后 正确分析审核检测结果,及时与临床沟通,对异常结果或不能作出合理解释的结果,要选用其他方法进行验证。

(四)参考区间

阴性。

(五)临床意义

尿液出现 Hb 是血管内溶血的证据之一。因此,尿液 Hb 测定有助于血管内溶血性疾病的诊断。常见血管内溶血的因素与疾病见表 2－20。

表 2－20　常见血管内溶血的因素与疾病

因素	疾病
免疫因素	阵发性寒冷性血红蛋白尿症、血型不合的输血
红细胞破坏	心脏瓣膜修复术、大面积烧伤、剧烈运动、急行军、严重肌肉外伤和血管组织损伤
生物因素	疟疾、梭状芽胞杆菌中毒
动植物所致溶血	蛇毒、蜂毒、毒蕈
微血管病溶血性贫血	DIC
药物作用	伯氨喹、乙酰水杨酸、磺胺、非那西汀

七、白细胞酯酶

（一）检测原理

中性粒细胞酯酶法：中性粒细胞胞质中含有特异性酯酶，能使试带中吲哚酚酯产生吲哚酚，吲哚酚与重氮盐形成紫红色缩合物，其呈色深浅与中性粒细胞的多少呈正比。

（二）方法学评价

1.灵敏度与特异性　灵敏度为(5～15)/μL；特异性较强。只对粒细胞灵敏，与淋巴细胞和单核细胞不反应。

2.干扰因素

（1）假阳性：假阳性率较高，主要是由于尿液标本被阴道分泌物或甲醛污染所致，或受到在酸性尿液中呈红色或深色的药物或食物影响，如高浓度胆红素、非那吡啶等。

（2）假阴性：见于尿液白细胞少于 10～25 个/μL，尿蛋白≥5g/L，尿葡萄糖≥30g/L，高比重尿液，尿液中含维生素 C、庆大霉素、头孢菌素等。健康人尿液 pH≥4.5，草酸多以草酸盐的形式存在，如尿液标本中加酸化剂使尿液 pH≤4.4，草酸盐被还原为草酸，则白细胞酯酶反应偏低或出现阴性。

（三）质量保证

1.检测前　尿液标本要新鲜，若标本久置后白细胞被破坏，可导致试带法与显微镜检查结果差异较大。

2.检测中　规范操作和质控。

3.检测后　仔细审核检验报告，结合临床综合分析白细胞酯酶、亚硝酸盐结果，必要时进行显微镜检查，以提高尿路感染筛检诊断的可靠性。

（四）参考区间

阴性。

（五）临床意义

用于诊断泌尿系统感染。肾移植后发生排斥反应时，尿液中以淋巴细胞为主，白细胞酯酶呈阴性。此时，应以显微镜检查为准。

八、胆红素

胆红素（bilirubin）包括非结合胆红素（unconjugated bilirubin，UCB）、结合胆红素（conjugated bilirubin，CB）和 δ－胆红素 3 种，血浆中以前两者为主。

健康人的血液中结合胆红素含量很低（$<4\mu mol/L$），尿液中不能检出。当血液结合胆红素增高，超过肾阈值时，结合胆红素即可从尿液排出。

（一）检测原理

1. 偶氮法　试带法多采用此原理。在强酸性介质中，结合胆红素与重氮盐发生偶联反应呈红色。其颜色深浅与胆红素含量呈正比。

2. 氧化法　①Harrison 法：结合胆红素被硫酸钡吸附而浓缩，与 $FeCl_3$ 反应，被氧化为胆青素、胆绿素和胆黄素复合物，呈蓝绿色、绿色或黄绿色。呈色快慢和深浅与胆红素含量呈正比。②Smith 碘环法：胆红素被碘氧化成胆绿素，在尿液与试剂接触面呈现绿色环。

（二）方法学评价

胆红素检测的方法学评价见表 2－21。

表 2－21　胆红素检测的方法学评价

方法	内容	评价
偶氮法	灵敏度	2,4－二氯苯胺试带的灵敏度为 5～10mg/L；二氯重氮氟化硼酸盐试带的灵敏度为 2～5mg/L
	干扰因素	尿蓝母产生的橘红色或红色可干扰结果
		假阳性：接受大剂量氯丙嗪治疗或尿液含有盐酸苯偶氮吡啶代谢产物
		假阴性：①尿液维生素 C 浓度达 1.42mmol/L 和存在亚硝酸盐时，可抑制偶氮反应。②尿液标本保存不当，胆红素遇光氧化
氧化法	灵敏度	Smith 碘环法最简便，但灵敏度低（胆红素 $17.1\mu mol/L$），目前已少用
		Harrison 法灵敏度较高（胆红素 $0.9\mu mol/L$ 或 0.5mg/L），但操作稍繁琐
	干扰因素	假阳性：水杨酸盐、阿司匹林、牛黄等可使尿液呈紫红色，可干扰 Harrison 法
		假阴性：标本未避光保存

（三）质量保证

1. 检测前　胆红素在强光下易氧化为胆绿素，1 小时后下降约 30%。应使用棕色容器和新鲜尿液标本检测尿胆红素。

2. 检测中　应规范化操作，做好两种水平室内质控，并定期用阳性标本检测试带，确保试带质量。试带应放于阴凉、干燥处，密封避光保存，并注意有效期。

Harrison 法检测尿液胆红素，尿液中要有充足的硫酸根离子，故当加入 $FeCl_3$ 后未见足够的 $BaCl_2$ 沉淀时，可再加适量硫酸铵，促使沉淀产生。

3. 检测后　干化学试带法操作简便，目前多作为定性筛检试验，如反应颜色不典型或结果可疑时，可采用氧化法（Harrison 法）验证。

（四）参考区间

阴性。

（五）临床意义

尿液胆红素检查主要用于黄疸的诊断和鉴别诊断。尿液胆红素阳性见于阻塞性黄疸、肝细胞性黄疸，而溶血性黄疸为阴性。

九、尿胆原和尿胆素

结合胆红素随胆汁排泄进入肠道，在肠道细菌的作用下，先脱去葡萄糖醛酸基，再逐步还原为中胆素原（mesobilirubinogen）、尿胆原（urobilinogen，UBG 或 URO）、粪胆素原等，从粪便中排出为粪胆原（stercobilinogen）。从肠道重吸收的尿胆原，大部分经肝脏（肠肝循环）转化为结合胆红素再排入肠腔，小部分尿胆原则从肾小球滤过或肾小管排出为尿胆原。无色尿胆原经空气氧化及光照后成黄色的尿胆素（urobilin）。

（一）检测原理

1. 干化学试带法　①醛反应法：基于改良的 Ehrlich 醛反应原理。②偶氮法：在强酸性条件下，尿胆原与对－四氧基苯重氮四氟化硼发生偶联反应，生成胭脂红色化合物，其呈色深浅与尿胆原含量呈正比。

2. 改良 Ehrlich 法　在酸性溶液中，尿胆原与对二甲氨基苯甲醛发生醛化反应，生成樱红色缩合物，其呈色深浅与尿胆原含量呈正比。

3. Schleisinger 法　在无胆红素尿液标本中，加入碘液，氧化尿胆原成尿胆素，后者与试剂中锌离子作用，形成带绿色荧光的尿胆素－锌复合物。

（二）方法学评价

1. 灵敏度和特异性　①醛反应法：可用于尿胆原定性和定量检查，但不同试带的灵敏度不同。②偶氮法：灵敏度为 4mg/L，不受胆红素干扰，对尿胆原较为特异。③Schleisinger 法：灵敏度为 0.05mg/L，当尿胆原阴性时，测定尿胆素有意义。

2. 干扰因素

（1）醛反应法：醛反应法的干扰因素见表 2－22。

表 2－22　醛反应法的干扰因素

分类	干扰因素
标本因素	标本久置，尿胆原氧化成尿胆素；标本中大量胆红素可引起颜色干扰
药物因素	假阳性：酚噻嗪类、磺胺类、普鲁卡因、氯丙嗪类药物可使尿液颜色变化
	假阴性：与尿液中大量维生素 C 或长期服用广谱抗生素抑制肠道菌群等有关
内源性物质	卟胆原、吲哚类化合物等可与 Ehrlich 醛试剂作用显红色，引起假阳性，可用氯仿抽提法鉴别和确证

（2）偶氮法：当尿液标本中甲醛浓度为 2000mg/L 或亚硝酸盐 50mg/L 以上时，其灵敏度下降。

（三）质量保证

1. 检测前　采集新鲜尿液标本；为提高尿胆原检测阳性率，检测前嘱患者口服少量 NaH-

CO_3 以碱化尿液;采集餐后 2 小时尿标本更有价值。

2.检测中　服用 $NaHCO_3$ 后采集的尿液标本,检测前要先以乙酸调节尿液 pH 至弱酸性。采用试带法应规范化操作,做好两种水平的室内质控,并定期用阳性标本检测试带,确保试带质量。试带应存放于阴凉、干燥处,密闭、避光保存,并注意有效期。

3.检测后　结合尿胆红素的变化正确评价尿胆原和尿胆素。当尿胆原阴性且怀疑为标本久置所致时,应做尿胆素定性试验进行验证。

(四)参考区间

①尿胆原定性:阴性或弱阳性(1:20 稀释后阴性)。②尿胆素定性:阴性。

(五)临床意义

尿胆原已成为尿液分析仪试带法组合检验项目之一。血液和尿液胆红素、尿胆原等检查有助于不同类型黄疸的诊断与鉴别诊断见表 2—23。

表 2—23　不同类型黄疸的鉴别诊断

标本	指标	健康人	溶血性黄疸	肝细胞性黄疸	阻塞性黄疸
血清	总胆红素	正常	增高	增高	增高
	非结合胆红素	正常	增高	增高	正常/增高
	结合胆红素	正常	增高/正常	增高	增高
尿液	颜色	浅黄	深黄	深黄	深黄
	尿胆原	阴性或弱阳性	强阳性	阳性	阴性
	尿胆素	阴性	阳性	阳性	阴性
	胆红素	阴性	阴性	阳性	阳性
粪便	颜色	黄褐	深色	黄褐或变浅	变浅或白陶土色
	粪胆素	正常	增高	减低/正常	减低/消失

十、维生素 C

(一)检测原理

还原法:试带膜块中含有 2,6-二氯酚靛酚、中性红、亚甲基绿、磷酸二氢钠和磷酸氢二钠。在酸性条件下,维生素 C(具有 1,2-烯二醇还原性基团)能将试带膜块中氧化态粉红色的 2,6-二氯酚靛酚还原为无色的 2,6-二氯二对酚胺。呈色反应由绿色或深蓝色至粉红色变化,其呈色深浅与维生素 C 含量呈正比。

(二)方法学评价

1.灵敏度和特异性　维生素 C 有左旋抗坏血酸(还原型)和左旋脱氢抗坏血酸(氧化型)两种天然形式。试带法只能检测左旋抗坏血酸,灵敏度(一般为 50~100mg/L)因试带不同而异。

2.干扰因素　假阳性:龙胆酸、左旋多巴或尿液 pH>4.0 时的内源性酚及巯基化合物、半胱氨酸和硫代硫酸钠等。假阴性:碱性尿液(因维生素 C 易分解)。

（三）质量保证

1. 检测前　尿液标本必须新鲜、无污染。

2. 检测中　做好试带的质控。

3. 检测后　注意高浓度的维生素 C 是否对隐血、胆红素、葡萄糖、亚硝酸盐检测结果产生干扰。尤其当试带法检测结果与临床不符时，要注意是否为尿液维生素 C 浓度过高所致的负干扰。

（四）参考区间

阴性。

（五）临床意义

22.8% 的常规尿液标本可以检测出维生素 C，浓度为 71～3395mg/L（平均 372mg/L）。维生素 C 水平与机体摄入量有极大相关性。维生素 C 浓度增高可对隐血、胆红素、葡萄糖、亚硝酸盐试带反应产生严重的干扰（表 2－24）。检测维生素 C 的意义并非用于维生素 C 的定量，而是用于判断试带法其他检测项目是否准确可靠，是否受到维生素 C 的影响，以便对阴性结果给予正确的分析和评价。

表 2－24　维生素 C 对干化学检测项目的干扰

检测项目	干扰检测所需维生素 C 浓度（mg/L）	反应物
隐血/血红蛋白	≥90	试剂膜块浸渍的 H_2O_2
胆红素	≥250	试剂膜块浸渍的重氮盐
亚硝酸盐	≥250	反应过程中产生的重氮盐
葡萄糖	≥500	反应过程中产生的 H_2O_2

第五节　尿液其他化学检验

尿液中蛋白质的成分复杂，简单的化学定性试验起初步过筛作用，为了明确蛋白质的性质和来源，需要对特定蛋白质组分进行定性或定量分析，用以指导临床进行疾病诊断及病情观察。

一、尿液本周蛋白定性检查

骨髓瘤细胞合成的异常免疫球蛋白，其轻链（light chain，LC）与重链（heavy chain，HC）合成不平衡，因 LC 产生过多，使游离 LC 过剩。LC 能自由通过肾小球滤过膜，当浓度超过近曲小管的重吸收能力时，可自尿液排出，即本周蛋白尿或轻链尿。本周蛋白（Bence Jones protein，BJP），又称凝溶蛋白，有 κ 型和 λ 型两种，是一种免疫球蛋白的轻链或其聚合体。此种蛋白在 pH4.9±0.1 条件下，加热至 40～60℃时可发生凝固，温度升高至 90～100℃时，沉淀消失，而温度降至 56℃左右时，重新凝固。

(一)检测原理

1.热沉淀－溶解法　根据 BJP 在 40～60℃凝固,90～100℃溶解的特性而设计。

2.对甲苯磺酸(TSA)法　基于对甲苯磺酸能沉淀分子量较小的本周蛋白,而与其他大分子蛋白质不反应的原理。

3.电泳法　基于蛋白电泳分离的原理,尿液蛋白在载体上经电泳,BJP 可在 β 至 γ 球蛋白区带间出现"M"带。

4.免疫电泳　基于区带电泳和免疫学特异性抗原抗体反应的原理。

5.免疫固定电泳　许多生物分子都带有电荷,其电荷的多少取决于分子结构及所在介质的 pH 值和组成。由于混合物中各种组分所带电荷性质、电荷数量以及相对分子质量的不同,在同一电场的作用下,各组分泳动的方向和速率也各异。因此,在一定时间内各组分移动的距离也不同,从而达到分离鉴定各组分的目的。

6.免疫速率散射浊度法　尿样本中的蛋白与特异性抗体形成免疫复合物,这些免疫复合物会使穿过样本的光束发生散射,散射的强度与尿样中相关蛋白浓度呈正比,与已知的标准浓度对比就可得出结果。

(二)方法学评价

见表 2－25。

表 2－25　尿液本周蛋白测定的方法学评价

方法	评价
热沉淀－溶解法	本法特异性较高,无须特殊仪器及试剂,但操作费时,敏感度低,一般需尿液中 BJP 大于 0.3g/L,甚至高达 2g/L 时才能检出,致使假阴性率高,所需标本量大,目前已不常用
对甲苯磺酸(TSA)法	本法操作简便,灵敏度较热沉淀法高,本周蛋白在 3mg/L 以上即可被检出,但特异性差,易受球蛋白干扰,尿球蛋白大于 5g/L 时出现假阳性,因此仅作为本周蛋白的过筛试验
电泳法	本法灵敏度高,对本周蛋白的检出率可达 97%,但肌红蛋白、溶菌酶、转铁蛋白或多量细菌的沉淀物也可于电泳时出现类似于"M"带,仍需进行免疫电泳加以鉴别
免疫电泳	本法简便易行、样本用量少,在抗原抗体最适比例时,分辨率高、特异性强
免疫固定电泳	自动化尿蛋白电泳能很好地协助临床判断肾脏的主要损害。通过光电扫描定量分析,还能做尿蛋白的选择程度估计。其电泳图谱及扫描图形容易保存,利于分析比较。该技术尚备有完整的定性标准,半定量效果,易于量化
免疫速率散射浊度法	可以定量检测尿液中结合的和游离的 κ 或 λ 型免疫球蛋白轻链

(三)参考区间

1.热沉淀－溶解法和对－甲苯磺酸(TSA)法　阴性。

2.免疫固定电泳　正常人尿液中无白蛋白或只有微量白蛋白。

3.免疫速率散射浊度法　采用不同仪器和试剂,参考区间也不同,以下仅供参考:

尿免疫球蛋白 κ 型轻链 1.7～3.7g/L;κ/λ 比值 0.75～4.5;

尿免疫球蛋白 λ 型轻链 0.9～2.1g/L;κ/λ 比值 0.75～4.5。

（四）质量保证

1. 标本采集的要求　收集新鲜尿液，否则其他蛋白分解变性导致假阳性，最好晨尿，尿量不少于 15ml，及时送检。热沉淀法要求标本量大。浑浊尿标本不能用于热沉淀法，应离心取上清液。若为蛋白尿，应先用加热醋酸法沉淀普通蛋白质，趁热过滤。过滤要迅速，不要震荡，防止本周蛋白夹杂于其他沉淀的蛋白中被过滤掉造成假阳性。高浓度的本周蛋白在 90℃ 不易完全溶解，需做阴性对照或将标本稀释。

2. 严格控制 pH　热沉淀法最适 pH 为 4.5～5.5，低于 pH4.0 时，分子聚合受到抑制而致假阴性。

3. 对甲苯磺酸沉淀法　如尿液中出现其他球蛋白（大于 5.0g/L）可出现假阳性，需进行确证试验。

4. 电泳法　如尿液中本周蛋白含量低，则需预先浓缩尿液 10～50 倍，为便于分析常需做患者及正常人血清蛋白电泳及浓缩尿电泳。

5. 免疫电泳法　是电泳技术与双向免疫扩散技术的组合，方法简单易行、样品用量少、分辨率高。但不同的抗原物质在溶液中含量差异较大时，不能全部显现出来，需预测抗原与抗体的最适比。电泳条件可直接影响沉淀线的分辨率，结果判断需积累一定的经验。要注意抗血清的有效期和加入的量。

6. 药物影响　在使用某些药物如利福平类抗结核药时，有的患者可出现本周蛋白尿。

7. 肌红蛋白、溶菌酶、游离重链、运铁蛋白、脂蛋白或多量细菌沉淀物等也可出现类似于 M 的区带。因此，当乙酸纤维素膜上出现波峰或怀疑有相关的疾病时，应进行免疫电泳。

8. 用热沉淀-溶解法检测时，若同时存在其他蛋白质，可使热沉淀-溶解法的敏感性降低或出现假阴性。

9. 免疫速率散射浊度法，标本中有浑浊现象和颗粒可能干扰测定结果。因此，含有颗粒标本必须在检测前离心沉淀。切勿使用通过离心处理不能澄清的脂血样本。

（五）临床意义

1. 当浆细胞恶性增殖时，可能有过多的轻链产生或重链的合成被抑制，致使过多的轻链通过尿液排出。

2. 约 50％的多发性骨髓瘤患者和 15％的巨球蛋白血症患者，其尿液中出现 BJP。

3. 原发性肾淀粉样变性、恶性淋巴瘤、慢性淋巴细胞白血病、转移癌、慢性肾炎、肾癌等患者尿液中也偶见 BJP。

二、尿液 Tamm－Horsfall 蛋白

Tamm－Horsfall 蛋白（Tamm－Horsfall protein，THP）为尿液中黏蛋白的一种，是一种肾特异性蛋白质，可作为这一段肾小管的抗体标志。THP 为管型的主要基质成分。当机体炎症、自身免疫性疾病、尿路梗阻性疾病等引起肾脏实质损伤时，THP 可沉着于肾间质并刺激机体产生相应的抗体。目前采用酶联免疫吸附法或放射免疫法测定。

（一）检测原理

1. 酶联免疫吸附法　采用抗原与抗体的特异反应将 T－H 蛋白与酶连接，然后通过酶与

底物产生颜色反应,用于定量测定。

2.放射免疫法　利用放射性核素标记抗体,然后与被测的 T－H 蛋白结合,形成抗原抗体复合物的原理来进行分析。

（二）方法学评价

放射免疫法是一种十分经典的方法,具有较高的灵敏性和特异性,但是存在放射污染等不足。酶联免疫吸附试验是应用较成熟的一种方法,可得到较可靠的结果,但检测较费时。

（三）参考区间

24 小时尿 29.78～43.94mg/(24h・mgCr)（ELISA 法）；

随机尿 7.42～8.74mg/mgCr。

（四）质量保证

1.收集 24 小时尿或随机尿标本,随机尿应同时检测尿肌酐,用以部分矫正肾小球滤过率（glomerular filtration rate,GFR）的影响。

2.如果样本收集后不及时检测,请按一次用量分装,冻存于－20℃,避免反复冻融,在室温下解冻并确保样品均匀地充分解冻。

（五）临床意义

1.尿 THP 减少　见于肾实质病变如慢性肾衰竭及急性肾小球肾炎等导致肾单位大量减少,THP 生成显著降低。单纯下尿路炎症时尿 THP 水平无变化。

2.尿液 THP 含量增加　见于各种原因如间质性肾炎、尿路长期梗阻、自身免疫性疾病、药物中毒、铜和铬中毒等引起的肾小管损伤,并与病情相一致。尿 THP 一过性增高,可见于重铬酸钾中毒和肾移植后急性排斥反应期。THP 持续维持较高水平提示易形成尿结石。

3.用于尿道结石患者体外震波碎石治疗效果的判断　碎石成功则尿 THP 含量逐渐升高,至第二天达高峰值,之后逐渐下降;若失败则尿 THP 含量无变化。

4.其他　用于泌尿系统结石形成机制的研究,结石患者尿液中类黏蛋白增多,上尿路结石的 THP 含量高于下尿路结石,而且结石患者的 24 小时的 THP 排出量高于正常人。

三、尿液清蛋白定量测定

清蛋白（albumin,Alb）是血浆蛋白的主要成分。在血浆中清蛋白带负电荷,少量通过肾小球,主要由近曲小管重吸收,尿液中含量极微（为 5～30mg/24h）。早期的肾小球病变,清蛋白排泄率即有所增加,但因未达到 100mg/L 或 150mg/24h,常规定性方法尚不能检出,只有通过更敏感的方法才可检测到尿液中清蛋白的含量的变化,因而曾于 1982 年被 Viberti 命名为微量清蛋白（microalbumin,MAlb）,以区别于普通的尿蛋白,但实质上它仍是尿蛋白的一部分,只是该指标的早期变化能更加敏感的反映肾小球功能的损害。

（六）检测原理

1.溴甲酚绿法　血清清蛋白在 pH4.2 的缓冲液中带正电荷,在有非离子型表面活性剂存在时,可与带负电荷的染料溴甲酚绿结合形成蓝绿色复合物,在波长 630nm 处有吸收峰,其颜色深浅与清蛋白浓度呈正比例,与同样处理的清蛋白标准比较,可求得血清中清蛋白含量。

2.放射免疫法(RIA)　以放射性核素标记的抗原与反应体系中未标记的抗原竞争结合特异性抗体为基本原理来测定待检样品中抗原量的一种分析法。

3.酶联免疫法(ELISA)　先使抗原或抗体结合到某种固相载体表面,并保持其免疫活性,然后使抗原或抗体与某种酶连接成酶标记抗原或抗体。加入酶反应底物后,底物被酶催化变为有色产物,产物的量与标本中受检物质的量呈正比,故可根据颜色反应的深浅进行定性或定量分析。

4.免疫比浊法　抗原抗体在特殊缓冲液中快速形成抗原抗体复合物,反应液出现浊度。当保持反应液抗体过量时,形成的复合物随抗原量增高而增高,反应液浊度也随着增高,其结果与一系列标准品对照,即可计算出受检物的含量。

（七）方法学评价(表2-26)。

表2-26　尿液清蛋白测定的方法学评价

方法	评价
溴甲酚绿法	该法操作简单,试剂易得,但敏感度及特异性均较差,线性范围窄,不利于检出微量清蛋白,目前已少用
放射免疫法(RIA)	以放射性核素标记的免疫分析法,是标记抗原与非标记抗原对特异性抗体的竞争结合反应。有成品试剂盒,但受实验室条件限制,且有放射污染
酶联免疫法(ELISA)	此法灵敏度高、特异性强、无放射污染、标记试剂稳定,几乎可以检测所有可溶性抗原抗体系统
免疫比浊法	此法操作简便,灵敏度高、精密度高、稳定性好、测定时间快,有商品试剂盒,在紫外分光光度计、特种蛋白仪及普通光度计的紫外光区均可测定。敏感度及特异性较高,可以同放免相媲美。但受尿液中其他混浊性杂质的干扰,而且当清蛋白浓度超过抗血清中的抗体浓度时不易得到可靠结果

（八）参考区间

1.晨尿　5.1～6.5mg/L;

2.随机尿　(1.27±0.78)mg/mmolCr 或(11.21±6.93)mg/gCr。

（九）质量保证

1.检测前　①标本留取:由于方法不同可留取晨尿、随机尿或 24 小时尿,留取 24 小时尿时容器加盖,4℃存放,必要时加防腐剂。②注意非特异性浊度的控制:标本需经过离心后测定,以除去尿液中有形成分及不溶性杂质,容器及所用实验器材要清洁干燥,抗血清宜在 4℃保存,防止被其他杂质污染,更不可反复冻融。③剧烈运动后尿液中清蛋白排出量可增高,宜收集清晨或安静状态下的尿液。④嘱患者正常饮食。

2.检测中　①注意抗原抗体的比例:检查前最好先进行蛋白定性或半定量,或利用仪器的自检功能,对蛋白含量较高者给予适当稀释。②严格控制反应时间。③注意试剂在有效期内使用,每次更换试剂后应重新制作标准曲线。

3.检测后　根据检测方法和所用尿标本类型不同,报告方式也不同。①晨尿法:报告每升尿排出量(mg/L)。②定时留尿法:计算单位时间内的排泄率(mg/24h),推荐以 24 小时尿清蛋白总量,即尿清蛋白排泄率(urin albumin excretion rate,UAE)表示。③随机尿法:采用随机尿测定 MAlb,同时测定尿肌酐,用肌酐比值报告排除率(mg/mmolCr 或 mg/gCr),基本上反映了患者在生理状态下肾脏排出尿蛋白的情况,剔除了晨尿所致的尿液浓缩因素,并可进行快速测定。

（十）临床意义

肾小球发生病变可使清蛋白滤过增加,肾小管受损影响蛋白质重吸收也会出现清蛋白排泄率升高。

1.早期肾损害的筛检　糖尿病、高血压、重金属及药物中毒性肾病,清蛋白排泄率的增加可出现于其他指标变化之前,定期监测有助于早期发现肾脏损害。

2.过敏性紫癜的肾功能监测　过敏性紫癜患者中,有77%的患者会并发肾炎或肾病,而最早发生的变化是尿液中清蛋白增加。

3.肾小球肾炎的病情观察　病变急性期清蛋白排泄率明显升高,在恢复期趋于正常,但疾病稍有活动该指标立即上升。

4.其他　尿路感染时,尿清蛋白的排泄率轻度升高。某些特发性水肿的患者尿清蛋白排泄率也高于正常人。

四、α_1-微球蛋白

α_1-微球蛋白(α_1-microglobulin,α_1-MG)是由人体的肝脏和淋巴细胞合成,分子量约为33000道尔顿的糖蛋白。血液中游离的 α_1-MG 可自由通过肾小球滤过膜,95%~99%在肾近曲小管重吸收和代谢,只有微量从终尿排出,而结合型的 α_1-MG 则不能通过肾小球,其在尿液中的浓度为零。故正常情况下尿液中 α_1-MG 含量甚微。

（一）方法学评价

酶免疫分析法或免疫比浊法,以后者较为常见。

（二）质量保证

1.运动后尿液中排出量可增加,尿液检测时应在安静状态下为宜。

2.随机尿液标本测定时应同时测定尿肌酐,以尿 α_1-MG 与肌酐浓度的比值报告,避免尿液浓缩与稀释的影响。

（三）参考区间

0~15mg/L。

（四）临床意义

肾小管重吸收功能障碍时,尿液中 α_1-MG 含量增加,表示可能发生了肾小管损伤。这种损伤在肾炎和早期糖尿病性肾病中可能出现,在与重金属接触或者服用了肾毒性药物之后也会发生。并且肾小管对 α_1-MG 重吸收障碍先于 β_2-MG,因此尿 α_1-MG 比 β_2-MG 更能反映肾小管早期损伤。同时尿 α_1-MG 不受恶性肿瘤等其他疾病影响,亦不受尿 pH 的影响,故更为可靠,有取代 β_2-MG 的趋势。基于 α_1-MG 全部经肾小球滤出,血清 α_1-MG 水平增高可作为肾小球滤过率降低的指标,比 Ccr 灵敏。随年龄增长,尿液中 α_1-MG 有上升趋势。此外,血清 α_1-MG 降低见于严重肝实质性病变,如重症肝炎、肝坏死等。

五、尿液酶的检查

正常人每日排出的蛋白质成分中有少量的酶。由于绝大多数酶的分子较大,很难由肾小

球滤过,滤过的某些小分子酶类大部分又被肾小管重吸收,因此尿液中酶的来源主要是肾小管上皮细胞,其次是血浆、尿路及生殖系统。其中,来自肾小管上皮细胞的酶主要有谷氨酰氨基转移酶、丙氨酸氨基转肽酶、N-乙酰-β-D氨基葡萄糖苷酶等,一旦肾组织损伤,这些酶可分泌到尿液中。另外,血液中的淀粉酶、溶菌酶和胰蛋白酶在大量升高或肾小球通透性增加时也可进入尿液。早在1959年Rosolki等就观察到肾脏疾病患者尿液酶活性升高,并用于临床诊断。由于尿酶的测定方法简单、敏感,而且大多数项目已有成品试剂盒,使这些检查逐步在临床开展,用于诊断早期的肾损害及疗效观察。

在尿酶测定时,通常是计算单位体积尿(L或ml)中的酶活性单位,因受尿量影响,波动过大而无实用价值。收集24小时尿标本测定其酶活性再进行换算虽实用价值很大,但需时间长,且需妥善保存标本。Dorfman提出采用夜间8小时尿进行测定,方法标准、结果可靠。Well-wood等建议同时测定尿肌酐来计算酶活性/肌酐,以免酶活性因尿流速率变化而异。本法方便,可以测定随机尿,标本用量少,对肾病诊断价值较大。因此,尿酶活性可以下列三种方法进行计算:

①肌酐换算法

$$尿酶活性(U/gCr\ 或\ U/mmolCr)=\frac{酶活性单位/L}{肌酐浓度(g/L\ 或\ mmol/L)}$$

②8小时尿量计算法

尿酶活性(U/8h)=酶单位/L×8h尿量(L)

③酶清除率法

$$酶清除率=\frac{尿酶活性×血清肌酐浓度}{血清酶活性×尿肌酐浓度}×100$$

(一)N-乙酰-β-D氨基葡萄糖苷酶(N-acetyl-D-glucosaminidase,NAG)

测定N-乙酰-β-D氨基葡萄糖苷酶是一种位于细胞溶酶体的酸性磷酸酶,存在于所有组织中,以前列腺和肾近曲小管细胞内含量最高,分子量约为130~140kD,因分子量较大,正常肾小球不能滤过。尿液中NAG主要来源于肾近曲小管上皮细胞,故尿NAG可作为肾小管损伤的标志物。肾组织中有多种NAG同工酶,以A型、B型、I_1型、I_2型为主,肾损伤时B型明显升高。NAG可水解底物对硝基酚-N-乙酰-β-D氨基葡萄糖苷(PNP-NAG)或2-氯-4硝基苯基-N-乙酰-β-D氨基葡萄糖苷(CNP-NAG),使之生成NAG及PNP或CNP。该酶化学性质稳定,不受尿液中细菌及细胞成分的破坏,体外冷冻(或冷藏)数日活性不变。

1.检测原理

(1)对硝基酚比色法:NAG催化对硝基酚-N-乙酰-β-D氨基葡萄糖苷(PNP-NAG)水解,生成对硝基苯酚(PNP),经一定时间后终止反应,并使PNP显色,在规定波长下检测PNP引起的吸光度升高值,推算样品中NAG的活性。在尿NAG测定的同时,测尿肌酐浓度,计算NAG/Cr可排除由于尿液稀释或浓缩带来的影响。

(2)荧光光度法:NAG可水解荧光底物4-甲基伞形酮N-乙酰-β-D氨基葡萄糖苷,生成游离的4-甲基伞形酮(4-MU),后者在碱性条件下变构,受激发后产生荧光可用于仪器检测。

(3)电泳法:基于蛋白电泳分离的原理,尿液蛋白在载体上经过电泳,可分离出NAG同工酶。

2.方法学评价(表2－27)。

表2－27　N－乙酰－β－D氨基葡萄糖苷酶测定的方法学评价

方法	评价
对硝基酚比色法	本法以PNP－NAG为底物,与CNP－NAG比较,试剂更加稳定,呈色基团PNP的摩尔吸光度是CNP的三倍,具有较高灵敏度
荧光光度法	本法灵敏度高,不受尿色干扰,除服用产生荧光物质的药物外,无须设置空白反应管。该法要求条件仍较高
电泳法	用于NAG同工酶测定,可计算B型与A型同工酶的比值,提高了NAG酶的诊断特异性

3.参考区间

PNP－NAG法:尿NAG活性<18.5U/L尿;

肌酐校正后:<1.4U/mmolCr(<16.1U/gCr);

荧光光度法:3.19~6.39U/gCr。

4.质量保证

(1)标本采集:根据检查目的选择留尿方法:如直接测定并报告酶活性,最好采用晨尿;若计算酶/Cr可用随机尿。但无论哪种标本,在采集前均禁做一切泌尿、生殖系统的有创性检查,并避免生殖道分泌物污染。

(2)标本处理:应及时测定,否则需离心除去有形杂质,取上清液冷冻或冷藏。血尿、脓尿等病理性尿液应离心后取上清液检测。

(3)试剂处理:用对硝基酚比色时,配制底物溶液宜在室温下以少量试剂缓冲液(pH4.6)将底物调成糊状,再逐渐加缓冲液到所需量。也可用磁力搅拌器助溶,切勿污染、加热。

(4)线性范围:如酶活性偏高,吸光度值超出线性范围(721型分光光度计>0.6;722以上型>1.0),应将标本以生理盐水稀释后重新测定。

(5)影响因素:尿液肌酐浓度增高可使结果偏低,必要时应稀释尿液。

5.临床意义

(1)肾脏病变:尿NAG酶活性增高是肾小管损害的敏感指标,各种原因所致肾小管损伤均可出现,肾小球病变时尿NAG酶活性也增高,并与病变程度相关。因此在肾小球肾炎、肾盂肾炎、慢性肾功能不全、肾病综合征以及高血压、糖尿病、过敏性紫癜、多发性骨髓瘤等导致肾损害时,NAG活性都明显升高,以NAG－B最明显。

(2)肾移植排斥反应:肾移植存活者,尿NAG不增加。2/3的肾移植患者在发生排斥反应的前1~3天,NAG酶活性即可明显升高。该指标有利于早期发现排斥反应。

(3)上、下尿路感染的鉴别:上尿路感染如肾盂肾炎时NAG酶活性升高;下尿路感染如膀胱炎、尿道炎时,酶活性无明显升高。上尿路感染时的测定结果高于下尿路感染,有助于感染的定位检查。

(4)糖尿病肾病、高血压肾病:近年来的研究发现糖尿病、高血压患者出现肾病的早期即可有肾小管损伤,尿NAG、α_1－MG等肾小管损伤标志物的变化甚至早于微量白蛋白尿的出现,三者的联合检查对早期发现糖尿病、原发性高血压、妊娠诱发高血压并发肾病有一定意义。

(二)尿液 γ-谷氨酰基转移酶(γ-glutamyl transferanse,γ-GT 或 GGT)

测定肾、肠及胆道等组织均含有此酶,尿液中浓度为血清中浓度的 26 倍,活性稳定,冷冻或冷藏可保存数日。人体内共有 4 种同工酶,当肾小管上皮细胞受损时 γ-GT 释放入尿液中使测定值升高。

1. 检测原理

(1)对硝基苯胺比色法:γ-GT 可将 γ-L-谷氨酰基对硝基苯胺的谷氨酰基转移到受体双甘肽分子上,生成谷氨酰基双甘肽,同时生成有色的对硝基苯胺,在 410nm 波长比色测定生成的对硝基苯胺量。

(2)速率法:以溶解度较大的 L-γ-谷氨酰-3 羧基-对硝基苯胺(3-carboxy-GGP-NA)做底物,γ-GT 将其谷氨酰基转移给双甘肽,同时生成黄色的 2-硝基-5-氨基苯甲酸,引起 405～410nm 波长处吸光度的增高。吸光度增高的速率与酶活性呈正比。

(3)重氮反应比色法:以 L-谷氨酰-α-萘胺作底物,γ-GT 将其谷氨酰基转移给双甘肽,同时释放出游离的萘胺,后者与重氮试剂反应,产生红色化合物。

2. 方法学评价(表 2-28)。

表 2-28　尿液 γ-谷氨酰基转移酶测定的方法学评价

方法	评价
对硝基苯胺比色法	本法的缺点是所用底物的溶解度低,配成溶液后在贮存过程中易析出结晶,影响测定结果
速率法	该法所用底物的溶解度大,能配成高浓度的溶液,又没有明显自然水解,较稳定,在临床检验中广泛应用
重氮反应比色法	本法主要用于血清 γ-GT 测定,可以用手工法测定。不受实验室条件限制,但尚未用于尿酶测定

3. 参考区间

对硝基苯胺比色法:37℃ 4～42U/L 或 6～45U/gCr;

速率法:<30U/L 或 3～3.7U/mmolCr(或<18～37U/gCr)。

4. 质量保证

(1)标本要求:新鲜晨尿,为避免由于尿流速率带来的结果偏差,对明显浓缩或稀释尿建议测 Cr。尿液与试剂 1:20 为最适范围。

(2)仪器校准:在波长 405～410nm 处,底物 γ-L-谷氨酰-3 羧基-对硝基苯胺的吸光度最低,而对硝基苯胺仍保持一定的吸光度,两者差值最大。因此分光光度计的波长应力求准确并固定使用,定期测定校准仪器的吸光系数。

(3)底物与试剂:务必保持底物的纯度,否则 γ-L-谷氨酰基对硝基苯胺可能含有 D-构型,将抑制 γ-GT 的活性。试剂中游离的对硝基苯胺和其他不纯物质对酶活性有抑制作用。如试剂空白过高,表示该试剂已不能使用。双甘肽在高温条件下保存会部分水解产生游离甘氨酸,后者也可抑制酶活性,因此各种试剂均应低温保存。

5.临床意义

(1)肾脏受损的早期诊断:尿 γ-GT 是肾小管炎症的敏感指标,当肾脏局部的炎症累及近曲小管时,尿 γ-GT 增高,以自身免疫所引起的炎症反应(如 SLE)最为显著,某些重金属所引起的中毒性肾损害,尿 γ-GT 也显著增高。相反,如果肾脏仅有组织结构上的异常或继发性损害,并无炎症反应(如多囊肾、糖尿病肾病等),尿 γ-GT 并不增高。此外,同其他尿酶一样,尿 γ-GT 也可作为氨基糖苷类抗生素肾毒性的监测指标。注射造影剂可使尿 γ-GT 的排出暂时性增高。

(2)肾小管肾炎的疗效观察:大多数肾小管肾炎患者尿 γ-GT 均增高,尿 γ-GT 增高的程度与肾炎的活动度直接相关。当肾炎患者用皮质激素或免疫抑制剂治疗得以缓解时,尿 γ-GT 大多可恢复正常。

(3)肾癌的标志物:肾癌患者肾组织 γ-GT 的含量显著低于正常组织,尿 γ-GT 也低于正常。

(4)肾移植排斥反应观察指标:肾移植后,随着肾功能的恢复,尿 γ-GT 的排出亦明显增高,1 周左右尿 γ-GT 恢复正常水平。如果出现排斥反应,尿 γ-GT 将再一次升高。

(三)尿液丙氨酸氨基肽酶测定

丙氨酸氨基肽酶(alamine aminopeptidase,AAP)依据其组织来源,AAP 同工酶分为血清、肝、肾、尿四种。因分子量大,血中 AAP 不能通过肾小球滤过膜。尿 AAP 主要来源于肾小球小管刷状缘,是肾脏损害较灵敏和特异的指标。

1.检测原理　尿液中 AAP 测定多用丙氨酸对硝基苯胺基质法(速率法),在 405nm 波长处测定对硝基苯胺的生成率。

2.方法学评价　本法试剂已商品化。

3.参考区间　<1.8U/mmolCr(或<16U/gCr)。

4.临床意义

(1)各种肾脏疾病诊断的辅助指标:肾病综合征、慢性肾小球肾炎及慢性肾功能不全时,尿 AAP 均有明显升高。

(2)肾移植后排斥反应的观察:肾移植后发生排斥反应者,89％的患者尿 NAG 活性升高,91％的尿 AAP 活性升高,升高时间早于临床表现。

(3)肾毒性损害的早期指标:在金属如汞所致急性肾中毒,庆大霉素、顺铂、环孢素 A 等所致药源性肾损害中发现,尿 AAP、NAG 升高早于临床表现,尿 AAP 特异性类似于尿 NAG,但敏感性高于 NAG。

(四)尿淀粉酶测定

淀粉酶(amylase,AMS)全称 1,4-α-D-葡萄糖-葡聚糖水解酶,能水解淀粉、糊精和糖原,对食物中多糖类化合物的消化起重要作用。当胰腺有炎症或胰液排出受阻时,胰腺的淀粉酶会从胰管管壁及胰泡逸出,吸收入血而随尿排出。

1.检测原理

(1)碘-淀粉比色法(Somoggi 法):用已知浓度的可溶性淀粉为底物,经过标本中淀粉酶水解作用后,剩余的淀粉与碘作用产生蓝色,测定酶作用后剩余的淀粉量来推算出酶活性。

（2）染色法：将某些色素与淀粉结合作为基质,在淀粉酶作用下释放可溶性色素,再根据释放出的色素量来推算尿淀粉酶活性。

（3）对硝基苯酚麦芽七糖法（4NP－7G法）：以对硝基苯酚麦芽七糖苷为底物,经α－淀粉酶催化,生成一系列寡糖,最终生成对硝基苯酚和葡萄糖。

（4）电泳法：基于蛋白电泳分离的原理,尿液蛋白在载体上经电泳分离。

（5）酶法：利用CNPG3,这种底物直接与α淀粉酶发生反应,从底物中释放出CNP,每分钟吸光度增加与α淀粉酶的活性呈正比,吸光度增加在波长处410nm测定。

（6）干片（速率法）：将一滴患者样本滴在干片上,并通过扩散层均匀地分布到试剂层,扩散层含有反应所需的染色淀粉底物,样本中的淀粉酶催化该已染色淀粉的水解反应,生成更小的染色糖类。然后,这些染色糖类分散到试剂下层。分别在2、3分钟和5分钟时,通过反射光光度法测定试剂层中已染色糖类的反射强度。两次干片反射强度读数的差与样本中的淀粉酶活性呈正比。

2.方法学评价（表2－29）。

表2－29　尿淀粉酶测定的方法学评价

方法	评价
碘－淀粉比色法	此法线性<400U/L。缺点是底物难以标准化,反应不呈零级反应
染色法	该法简单、快速、可测范围较宽
	常用的有2－氯－4硝基苯酚－α－麦芽糖三糖法（CNP-G3法）
对硝基苯酚麦芽七糖法	本法线性（25℃时,2000U/L）及稳定性均较好,特异性强、灵敏度高。国内已有试剂盒供应,特别适用于自动分析
电泳法	用于同工酶测定
酶法	抗坏血酸、严重黄疸和溶血会干扰底物
干片（速率法）	某些药物和临床状况会改变体内的淀粉酶活性

3.参考区间

（1）AMS总活性

①Somoggi法（100ml血清中的AMS,37℃15分钟水解5mg淀粉为1U）,AMS为800～1800U/L;尿液AMS为1000～12000U/L。

②2－氯－4硝基苯酚－α－麦芽糖三糖法（CNP－G3法,37℃）,血清AMS<60U/L;尿液AMS<300U/L。

③4NP－7G法（37℃和其他规定条件下1分钟水解1μmol对硝基苯酚麦芽七糖苷为1U）,血清100～220U/L;尿液120～1200U/L。

（2）AMS同工酶：免疫抑制法。

血清P型为30％～55％;S型为45％～70％;

尿液P型为50％～80％;S型为20％～50％。

(3)酶法 42～321U/L。

(4)干片(速率法):32～641U/L。

4.质量保证

(1)标本处理:及时检验同时测定尿肌酐,计算其比值能真实反映尿淀粉酶的含量。不能及时检测时,应将尿液 pH 调整在 7.0 左右,防止淀粉酶失活。

(2)碘—淀粉法:尽量使用同一批号的淀粉产品配制底物,以保证日间检查结果的稳定性与可比性。更换淀粉批号时应重新进行评价。本法的线性范围在酶活性 400U/L 以下,当测定管吸光度值小于空白管吸光度值的一半时,说明底物浓度不够,应将标本加大稀释倍数后测定。

(3)CNP—G3 法:氯化物、草酸盐、柠檬酸盐及 EDTA 盐等抑制淀粉酶活性,因此进行血淀粉酶测定时应避免使用上述物质做抗凝剂,最好采用血清或肝素抗凝血浆。

(4)4NP—7G 法:△A/min 超过 0.15 时,应用生理盐水将标本稀释 10 倍后重新测定。

(5)酶法:未稀释试剂处理后用水冲洗废液管道,以防止叠氮化合物在管道内的积累。

(6)干片(速率法):分析前,轻轻颠倒混匀样本,并使其平衡至 18～28℃。

5.临床意义

(1)急性胰腺炎:发病 3～6 小时,血清 AMS 活性开始增高,20～30 小时达峰值,持续 3 天～5 天恢复正常;发病 12～24 小时,尿 AMS 开始升高,3～10 天后恢复正常。血清 AMS 同工酶 P 型升高。血和尿液中 AMS 不一定成平行关系,血 AMS 上升为一过性,尿 AMS 出现较早,持续时间较长。AMS 活性增加不能反映疾病的严重程度,胰腺广泛破坏时的 AMS 浓度不一定显著增加。血清 AMS 主要用于急性胰腺炎的早期诊断,尿 AMS 主要用于病情观察。

(2)慢性胰腺炎:稳定期,血清和尿 AMS 一般不增高,急性发作时 AMS 及其 P 型同工酶均升高。连续监测 1 周尿 AMS,有 2 次以上升高者视为异常。

(3)胰腺其他疾病:任何原因导致胰腺管阻塞,如胰腺癌、胰腺囊肿、肠梗阻、胆石症等 AMS 活性均可增高。流行性腮腺炎时 AMS 也升高,但以 S 型为主。

(4)肝脏疾病:正常人血清 AMS 主要由肝脏产生,故血清中和尿液中 AMS 同时减低见于肝病。

(五)溶菌酶的测定

溶菌酶(lysozyme,LZM)因能溶解细菌的胞壁,故又名胞壁酶,是正常机体防御机制的组成部分。溶菌酶因分子量较低,可通过肾小球基底膜滤出,90％以上在肾小管重吸收。尿液中溶菌酶超过 3mg/L 时,称为溶菌酶尿。

1.检测原理

(1)琼脂扩散平皿法:含菌(1mg/ml)琼脂(2mm)平板中打孔,加入被测尿标本。经 4℃18 小时扩散后,尿标本中溶菌酶溶解孔周围的细菌使琼脂出现溶菌环,溶菌环直径与溶菌酶含量的对数呈直线关系。经与溶菌酶标准液比较,计算被测标本中溶菌酶含量。

(2)光电比浊法:将待测尿标本加入细菌悬液,经过一定时间后比浊,浊度与尿标本中溶菌酶含量呈反比,即尿标本中溶菌酶含量越多,被溶解细菌越多,被测液浊度下降越明显。

(3)ELISA 双抗体夹心法:固相结合抗溶菌酶抗体,与被测尿标本中溶菌酶结合,加入酶标记抗溶菌酶,加底物显色,色泽深浅与溶菌酶的含量呈正相关。

2.方法学评价　见表2-30。

表2-30　尿液溶菌酶测定的方法学评价

方法	评价
琼脂扩散平皿法	此法结果直观,但操作繁琐、费时较长,溶菌酶标准液应在临用时配制,作为常规操作不易质量控制
光电比浊法	此法操作简单、快速,但线性范围较小,细菌悬液制备的标准化与保存有待规范
ELISA 双抗体夹心法	此法特异性及灵敏度均较高,操作简单,测定易于自动化、标准化

3.参考区间　0～2mg/L。

4.临床意义

(1)鉴别肾小管病变:炎症、中毒所致的肾小管损害,低分子量蛋白质重吸收减少,导致尿溶菌酶含量升高。

(2)判断肾小管病变预后:急性肾小管坏死时尿液溶菌酶含量及持续时间反映坏死的程度及预后。慢性肾功能不全时,尿液溶菌酶升高则预后差。

(3)判断白血病类型、疗效、预后:急性单核细胞白血病血清溶菌酶含量增高导致尿溶菌酶含量增高,急性淋巴细胞白血病血清溶菌酶及尿液溶菌酶均正常。白血病患者溶菌酶降低、升高与疾病缓解、复发有一定关系。

(4)检测和监控肾移植排斥反应:同种异体肾移植后,尿液中溶菌酶排出量升高是肾移植排斥反应的标志。

(5)其他疾病:如大面积烧伤患者,尿溶菌酶水平与大面积烧伤并发感染的严重程度密切相关,是观察病程发展和判断预后的及时客观可靠的指标。

六、人绒毛膜促性腺激素检查

人绒毛膜促性腺激素(human chorionic gonadotropin,hCG),是由胎盘合体滋养层细胞产生的促进性腺发育的糖蛋白激素,对促性腺激素受体具有高度的亲和性。hCG 主要存在于孕妇的血液、尿液、羊水和胎儿体内。在受精后第6天受精卵滋养层形成时,开始分泌微量的hCG;受精卵着床后,采用特异性 β-hCG 抗血清能在母体血液中检测出 hCG。在妊娠早期hCG 分泌量增高极快,大约1.7～2.0天即可增高1倍,至妊娠8～10周时血清浓度达到高峰,持续1～2周后迅速减低,妊娠晚期血清 hCG 浓度仅为峰值的10%,持续至分娩。分娩后若无胎盘残留,约于产后2周内消失。hCG 是唯一不随胎盘重量增加而分泌增多的胎盘激素,分泌后直接进入母血,几乎不进入胎血循环。hCG 可通过孕妇血液循环而排泄到尿液中,血清 hCG 浓度略高于尿液,且呈平行关系。

（一）检测原理

1. 单克隆抗体胶体金试验　采用双抗体夹心法原理。将羊抗人 hCG 抗血清（多抗）、羊抗鼠 IgG 分别固定在特制的纤维素试带上并呈 2 条线上下排列,羊抗鼠 IgG 线在试带条上方为阴性对照,羊抗人 hCG 多抗在下方为测定线。试带条中含均匀分布的胶体金标记的鼠抗人 β-hCG 单克隆抗体和无关的金标鼠 IgG。检测时将试带浸入被检尿液中后迅速取出,尿液沿试带浸润,尿液中的 β-hCG 与胶体金标记单抗结合,待行到羊抗人 hCG 抗体线时,形成金标记的 β-hCG 单抗-尿 hCG-羊抗人 hCG 复合物而在试带上显紫红色区带,为 hCG 阳性反应,试带上无关的金标记鼠 IgG 随尿继续上行到羊抗鼠 IgG 处时与之形成紫红色的金标记抗原抗体复合物为阴性对照。判断结果时,如果试带上有 2 条紫红色线条,则为阳性,如果仅可见 1 条线,则为阴性。本法灵敏度好,可达 10～25U/L,操作简便易行。

2. 酶联免疫吸附试验（ELISA）　本试验的原理是利用二点酶免疫法,即将抗 β-hCG 单克隆抗体包被于固相表面,样品中的 hCG 与支持物表面的抗体相结合,加入酶标记的 hCG 二抗及显色剂后可出现呈色反应。该法可目测,灵敏度为 20～50U/L,特异性高,广泛应用,可作早期筛选检验。

3. 放射免疫试验（RIA）　本法是利用放射标记的 hCG 与被检测尿液中 hCG 竞争性地结合抗-hCG 抗体,当被检测尿液中 hCG 增加时,结合物的放射性减低,与不同含量标准品对比可测出尿液中 hCG 的含量。本法优点是灵敏度好,可达 2U/L。但设备要求高,并且还有放射性污染的问题。

4. 化学发光免疫法（electro-chemiuminescence immunoassay,ECLIA）　本法采用双抗夹心模式,即标本中的 hCG 抗原与微粒上的单克隆 hCG 抗体结合,再与液相中荧光剂标记的多克隆 hCG 抗体结合,因待测 hCG 抗原问题与仪器测得的发光单位量存在正比关系,由此求得 hCG 的含量。本法是利用微粒子作为载体,使得抗原抗体反应能在均相中进行,因反应表面积增大、捕捉抗原迅速,孵育反应时间大大缩短,所需样本量也极少。化学发光法是近几年发展起来的一种检测技术,具有特异性强、灵敏度高、无污染等优点。

5. 间接免疫凝集抑制试验　有胶乳凝集抑制试验（latex agglutination inhibition test,LAIT）和间接血凝抑制试验（hemoagglutination inhibition test,HAIT）。两者区别在于便于肉眼观察的颗粒采用的是胶乳还是红细胞,LAIT 中 hCG 致敏在胶乳颗粒上,HAIT 中 hCG 致敏在红细胞上。试剂 1 为抗 hCG,试剂 2 为致敏 hCG 的颗粒（胶乳或红细胞）,如果将试剂 1 与试剂 2 作用,抗体与颗粒抗原结合发生肉眼可见的抗原抗体反应,即免疫凝聚反应。抑制试验是先将试剂 1（hCG 抗体）与 hCG 作用形成肉眼不可见的抗原抗体复合物,再加入试剂 2,因作为抗体的试剂 1 已消耗完,不再发生凝集反应,即反应被尿液中存在的 hCG 抑制,试剂仍显为均匀状,则为阳性。反之,尿液中不含 hCG,试剂 1 仍与后加入的 hCG 致敏颗粒结合出现凝集为阴性。

6. 检孕卡法　将交联有 hCG 的胶乳和抗 hCG 血清分别冷冻干固在卡片的 2 个试剂圈

内,用被检尿液溶解抗血清(检孕卡右侧试剂圈的干点),生理盐水溶解 hCG 胶乳抗原(检孕卡左侧试剂圈的干点)30 秒后,将左右两侧液体混合,进行胶乳凝集抑制试验。2 分钟~3 分钟内,出现明显的、均匀一致的凝集颗粒者为阴性反应,呈现均匀乳状无凝集现象为阳性。此法操作简便、快速、灵敏度与 LAIT、HAIT 相似。

除以上检测方法外,hCG 检测方法还有斑点免疫层析法、免疫化学发光法。前者简便易行,后者灵敏度高,但尚未普及。另外,生物学试验是早期检查 hCG 的主要方法,如果操作规范,试验的准确率可达 98% 以上,假阳性和假阴性很少,但试验方法烦琐,不适合大批量标本检测,目前已淘汰。尿液 hCG 几种不同检验方法比较见表 2-31。

(二)方法学评价(表 2-31)。

表 2-31　尿液 hCG 测定的方法学评价

方法	评价
单克隆胶体金试验	操作简便,灵敏度高,广泛应用,适合于家庭保健检测
ELISA	操作简便,灵敏度和特异性高,广泛应用,可作早期筛选检查
间接免疫凝集抑制试验	操作简便,可单个或批量操作,但灵敏度低,已少应用
电化学发光免疫法	操作简便快速,灵敏度和自动化程度高,可批量检测
放射免疫法	灵敏度高,可定量,但操作繁琐,有污染,已少应用
检孕卡法	操作简便、快速、灵敏度低,作为一般早孕诊断

(三)质量保证

1. 标本要新鲜,留尿前不要大量饮水以免稀释,晨尿最好。若为蛋白尿、血红蛋白尿,应加热煮沸 3 分钟后,离心取上清液检查。不宜使用严重的血尿、菌尿标本检查 hCG。

2. 每批试验均应设定阳性对照和阴性对照。对照试验得到预期结果,才能签发报告。每份尿液均做双份检查,即以原浓度和倍量稀释后的尿液同时检查,一并报告结果。原浓度尿液和 2 倍稀释尿液均为 hCG 阳性反应,则为真正阳性反应;原浓度尿液阳性,而稀释尿液为阴性,可能为弱阳性反应或为 LH 增高等引起的假阳性反应。

3. 单克隆胶体金试带,操作时注意试带浸入尿液时,液面要低于两抗体检测线。每次测定应设置阴、阳性对照,同时做原浓度和 2 倍稀释浓度尿液,2 种浓度尿液均为 hCG 阳性反应,可视其为真正阳性反应。

4. 放射免疫法,工作人员应注意防护,同时尽量避免环境污染。

5. 酶联免疫吸附法,要注意洗净未结合的酶联抗体。

6. 电化学发光法,批号不同的试剂不能混用,每批试剂应分别制作标准曲线。

7. 为避免假阳性可采取以下措施　①尽量采用单克隆抗体二点酶免疫法,减少交叉反应。②由于排卵期 LH 增高只有 3 天,育龄期妇女应避开排卵期或排卵后 3 天留尿检查。③对双侧卵巢切除的患者,可每天肌注丙酸睾丸酮 50mg,连续 3 天,可使 LH 降至 4ng/L 以下,再留尿检查,可排除 LH 的影响。

(四)参考值

妊娠不同时期以及不同妊娠个体之间血清 hCG 绝对值变化大,一般非孕妇女 hCG＜100U/L(β－hCG＜20U/L)。

(五)临床意义

hCG 的检查对早期妊娠诊断有重要意义,对与妊娠相关疾病、滋养细胞肿瘤等疾病的诊断、鉴别和病程观察等有一定价值。

1.早期妊娠诊断(early pregnant diagnosis)　在受孕 1 周后血清中的 hCG 大约在 50IU/L 左右,7～14 天尿液当中可测出,60～70 天达到高峰。

2.流产诊断和监察　①先兆流产:尿液 hCG 仍维持在高水平一般不会发生流产,如 hCG 在 200ng/L 以下,并逐渐减低,则有流产或死胎的可能;当 hCG 降至 8ng/L 以下则难免流产。在保胎治疗过程中,如 hCG 不断增高,说明保胎有效。如果 hCG 持续减低,说明保胎无效,不必再继续保胎治疗,应尽早处理,以免死胎滞留过久而发生宫内感染。②不全流产:不全流产时宫腔内尚有残留的胎盘组织,hCG 检查仍可呈阳性;完全流产或死胎时 hCG 由阳性转为阴性。因此,检查 hCG 可作为保胎治疗和判断流产的参考依据。

3.异位妊娠的诊断　检查 hCG 是目前诊断异位妊娠的重要方法之一。异位妊娠时,只有 60%～80%的患者 hCG 呈阳性,但 hCG 阴性者仍不能完全排除异位妊娠。

4.滋养细胞肿瘤诊断与疗效监测　①由于葡萄胎、侵袭性葡萄胎、绒毛膜上皮癌等妊娠滋养细胞疾病的患者滋养细胞高度增生,产生大量的 hCG,血清及尿液中 hCG 明显增高,hCG 浓度往往明显大于正常妊娠月份值。利用这种差别,可作为妊娠滋养细胞疾病的辅助诊断。妊娠滋养细胞疾病患者,hCG 浓度是正常妊娠妇女的 100 多倍,当子宫达到或超过 12 周妊娠大小,hCG 值仍然维持在高峰水平而不减低时,提示滋养细胞疾病。②正常妊娠时,hCG 峰值在停经后 60～70 天,可能与葡萄胎发病时间同期,而造成诊断困难。若连续测定 hCG 或与 B 超检查同时进行,即可作出鉴别。③葡萄胎清除后 12～16 周,hCG 转为阴性;若 hCG 减低缓慢或减低后又上升,或 12～16 周后仍未转为阴性者,则提示有妊娠滋养细胞肿瘤的可能,应给予预防性化学疗法。④妊娠滋养细胞肿瘤患者术后 3 周,hCG 应小于 4ng/L,8～12 周呈阴性;如 hCG 不减低或不转阴性,提示可能有残留病灶,应定期检查,以预防复发。

5.唐氏综合征产前筛选试验　唐氏综合征孕妇血清 AFP 和非结合型雌三醇(UE3)含量降低,而 hCG 血清含量升高,此为唐氏综合征三联试验的指标之一。

6.其他　近年发现一些恶性肿瘤,如畸胎瘤、胃癌、肝癌、乳腺癌、肺癌、胰腺癌等,血中 hCG 水平可升高,因此可将 hCG 看做是一种非特异性癌标志物。另外,内分泌疾病如甲状腺功能亢进、脑垂体疾病,妇科疾病如卵巢囊肿、子宫癌等 hCG 也可增高。

第六节　尿液一般检查的质量保证

尿液一般检查是临床最常用的化验指标之一,如何为临床提供快速准确的检验结果,做好质量控制是非常必要的。它不仅是实验室的问题,还需要患者、临床各科医护人员和实验室的紧密配合,采取多种措施,进行严格管理,才能防止差错的发生。尿液一般检验的质量控制大致包括分析前、分析中和分析后的质量控制。

一、分析前的质量控制

尿液分析前的标本质量是整个分析过程的前提,这项工作做得好坏直接影响到检验结果的正确与否。据统计临床反馈不满意检验结果80%的报告,可溯源到分析前标本质量不符合要求。

1. 有关尿液标本采集一般要求,尿液标本采集容器及器材,尿液标本运送与贮存,尿液标本采集生物安全和检测后处理等方面的内容已在本章第二节介绍,此处不再赘述。

2. 标明用药情况　临床医师在申请单上应注明治疗药物的名称和剂量,如大剂量输注青霉素、葡萄糖,可使尿蛋白质、尿葡萄糖检查呈现假阳性;大剂量用头孢霉素或庆大霉素等药物时,白细胞可出现假阴性;维生素C浓度超过100mg/L,可使GLU,BLD测定呈阴性反应(试带法)。使用磺胺药物治疗,特别注意尿液有形成分中的红细胞和结晶。肾炎患者青霉素治疗时,因青霉素90%以上通过尿液排泄,可干扰尿蛋白的检查,使干化学法蛋白检查呈阴性反应。

二、分析中的质量控制

(一)尿干化学分析的质量控制

必须掌握质控的标准:①每次必须使用"正常"和"异常"两种浓度的质控物进行试验;1天内最好使用同1份质控标本。②质控物的测定结果由"正常"结果变成"异常"结果,或由"异常"结果变成"正常"结果,均为失控。③任意一个试剂模块的检测结果与质控尿液期望"靶值"允许有1个定性级的差异,否则为失控。④根据各实验室的具体情况每天或隔日随机做质控检测,使用不同批号的试剂带前均需做质控,并对仪器进行校正。⑤质控物的测定结果由于某些原因超出质控要求的范围表示失控,则需从检查试剂带、质控物、校准仪器等方面综合查找原因。⑥实验中,除严格实验操作外,还应做到:第一,对新购的仪器要进行全面的鉴定,合格后方能使用;第二,对使用中的仪器要根据操作需要和厂家对仪器的要求,定期对仪器进行校正,保证仪器准确;第三,每日工作前对仪器和试剂带按一定的程序进行检查,在检查中首先应将质控物放入室温,使其温度与室温一致,否则会因温度影响使部分结果偏低。

(二)尿液有形成分分析的质量控制

目前对于尿液有形成分的质控尚缺少公认的统一方法,因此需要建立尿液有形成分的显微镜检查的标准化操作方法,解决实验室内部操作不规范问题。

1. 标准化操作　严格按照操作规程进行检查,CLSI、日本实验室标准委员会(JCCLS)和CCCLS对尿液有形成分显微镜检查有严格要求见表2-32。

表 2-32　有关尿液有形成分显微镜检查规范操作比较

项目	CCCLS	CLSI	JCCLS
标本要求	晨尿,放置时间不超过 2 小时	晨尿,放置时间不超过 2 小时	放置时间不超过 2 小时
标本量(ml)	10	8,10,12,15	10
离心管	带刻度离心管	透明塑料或玻璃、带刻度、有盖、圆锥形或缩窄型底部试管	透明塑料或玻璃、带刻度、尖底试管
离心机要求	水平式离心机	离心时能自动锁盖、保持室温的水平式离心机	水平式离心机
离心力(g)	400	400	500
离心时间(分钟)	5	5	5
留取沉渣量(ml)	0.2	0.2	0.2
检查量(μl)	20	20	15
玻片规格(mm^2)	18×18	22×22	18×18
显微镜要求	双目普通光学显微镜	双目普通光学显微镜	双目普通光学显微镜
镜检观察要求	湿片法,观察视野:细胞 10 个高倍视野,管型 20 个低倍视野	湿片法	湿片法,观察视野数目 20～30 个,不少于 10 个
结果报告方式	细胞:最低值～最高值/HP 管型:最低值～最高值/LP	每毫升尿液有形成分数量	细胞/HP、管型/LP 报告视野均值

2.离心机　采用有盖、水平式离心机,离心机转速显示应准确、直观,定期校正,离心机内温度应保持在 15～25℃。

3.离心　尿液标本应为 10ml,如不足 10ml,则报告时应注明。RCF 400g,离心 5 分钟,应避免离心力过大对有形成分特别是管型的破坏。

4.制备涂片或充入标准化沉渣定量计数板　手持离心管 45°～90°迅速弃去上层尿液,保留 0.2ml 尿液,轻轻混匀后,取 1 滴(大约 20μl)沉淀物置载玻片上,用 18mm×18mm 的盖玻片覆盖后(避免产生气泡)显微镜检查。如采用标准化沉渣定量计数板,则混匀后吸取 15～20μl 沉淀物充入计数板内。

5.尿液结晶、细菌、真菌、寄生虫等有形成分报告　尿结晶、细菌、真菌、寄生虫等以＋、＋＋、＋＋＋、＋＋＋＋或 1＋、2＋、3＋、4＋形式报告。

6.尿液有形成分分析质控物　目前市面上供应的尿液质控物,只有干化学测试项目,因尿液有形成分(红细胞)制作起来难度较大,在市场难以购买。只有全自动尿液有形成分分析仪(流式细胞型)的厂家提供了尿液有形成分质控物,并要求每天开机时做质控,仪器处于"在控"时即可检测患者标本。

质控物的质量是质控工作的关键,也是提高尿液分析准确性的必要条件,通常对质控物的要求有以下几点:①质控物应成分稳定,批内分装均匀,易于保存和运输,复溶后成分无变化。②选择质控物时,最好使用多项复合质控物。有条件的实验室最好同时使用高、低两个值的质控物。目前,报道采用的自制尿液沉渣质控物有以下几种:

(1)醛化红细胞、白细胞和管型:红细胞及白细胞可来自血标本,通过洗涤或不同比重试剂纯化。有作者介绍白细胞可收集尿路感染的新鲜尿或白带,经盐水洗涤、滤网过滤等纯化步骤,可获得较满意的纯化效果。管型来自肾炎患者新鲜尿标本,经沉淀浓缩、洗涤、过滤收集。将收集到的红细胞、白细胞及管型浓缩液,分别加入 10 倍体积的 10% 甲醛生理盐水混匀、振摇固定约 1 小时,然后离心沉淀浓缩,过滤除去成堆细胞和管型。

(2)简易的尿液有形成分质控物:将醛化的红细胞、白细胞、管型浓缩液,按需要的浓度配制成尿液有形成分质控液,置冰箱中保存使用。

采用尿液有形成分质控物进行质控时,先要采用上述混匀的尿液有形成分质控物进行最佳条件下的重复性试验,再做日间精密度测定,选择质控规则,绘制质控图。尿液有形成分质控实验室还可采用:①同一份标本重复计数。②请有经验的上级技术人员抽检或随机抽取当天尿标本进行本人双盲复检,也能达到监控的目的。

7.参与室内、室间质控　采用可靠的尿液有形成分质控物,开展室内质控活动。如无质控物也可用新鲜尿液作重现性考核,其各成分应在允许范围内,如结果有差异时应重新考核。参加室间质评活动,动态掌握本实验室检验水平。

三、分析后的质量控制

1.核对申请单　填报检查报告时应认真核对患者的临床资料、检查编号及结果是否相符。

2.检验结果相互关系的分析　在检验报告单发出前,应由有丰富经验的检验医师审查,除了注意报告文字书写有无错误以外,更应分析检验结果的相互关系,如尿隐血试验与镜检红细胞;尿亚硝酸盐试验与尿蛋白和镜检白细胞;尿蛋白与镜检管型、红细胞和白细胞等,应及时复查和分析。

3.干化学与显微镜检查的结果比较　镜检与部分干化学项目存在对应的关系供临床参考。如隐血阳性,尿液中可能见到红细胞或红细胞管型;白细胞酯酶阳性,沉渣中可能有白细胞、白细胞团或白细胞管型;尿蛋白增加,沉渣中可有颗粒管型、蜡样管型;亚硝酸盐阳性尿液中可能有细菌等。在比密或渗透压过低时,或尿 pH 过高,尿放置时间超过 2 小时,可致沉渣中细胞减少。但终因尿液有形成分显微镜检查与干化学检查原理截然不同,报告方式也不同,有时会出现同一项目在两种检验方法中结果不一致的现象。如①尿液在膀胱内贮存时间过长,中性粒细胞可能破坏,释放酯酶到尿液中,导致尿液干化学法白细胞阳性,而显微镜检查则为阴性,此时应以干化学分析仪检查结果为准。②肾移植患者排异反应可致尿液中出现大量淋巴细胞(淋巴细胞无酯酶),干化学法白细胞阴性,而显微镜检查则白细胞阳性,应以显微镜检查为准。③肾脏疾病尿液中红细胞常被破坏而释放出血红蛋白,显微镜检查可无红细胞,而干化学法血红蛋白(隐血)呈阳性,此时应以后者结果为准。

4.检查结果及时反馈　及时将检验结果或疑问反馈到临床,加强与临床的联系沟通,结合病情及进展、动态分析检查结果。

5.资料分析　做好检查结果的备份、记录,进行回顾性阶段性资料分析。

第七节 尿液分析仪检验

一、尿液干化学分析仪

干化学尿液分析仪是利用尿液与干化学试纸条反应检测尿液成分的自动化仪器。其历史最早可以追溯到 1850 年,法国化学家莫米纳(Maumene)用羊毛纤维作为试带检测尿液中的葡萄糖。至 1956 年,美国的 Aifred Free 以葡萄糖氧化酶和过氧化物酶为基础检测葡萄糖,第一条干化学试带 Clinistixjc 问世。1992 年出现专用的试剂带及尿液 10 项分析仪。现代干化学尿液分析仪试纸条能够在 1 条试剂带上同时测定 8～10 余个项目,检测速度可达到每小时 140 个标本或更多。准确性也不断提高。仪器具有操作简单、快速等优点,成为医学实验室尿液自动化检查最常用和最重要的仪器。但干化学尿液分析技术的局限性仍十分明显,操作者必须对尿液分析仪的原理、性能、注意事项及影响因素等方面的知识有充分的了解,以保证为临床提供较为准确、可靠的结果。

(一)仪器基本构造及工作原理

1.干化学尿液分析仪组成及测试原理

(1)组成:干化学尿液分析仪的组成部分主要包括机械系统、光学系统、电路系统。

①机械系统:机械系统的主要功能是传输试剂带,即浸润了尿液的待检的试剂带由机械系统传输到固定位置,检测后排送到废物盒。传输方式有胶带传输、齿轮传输等。

②光学系统:光学系统主要包括光源、单色处理、光电转换三部分。光线照射到试剂带反应区表面产生反射光,反射光的强度与各试剂块的反应颜色成比例。不同强度的反射光再经光电转换器转换为电信号。

③电路系统:经光电转换器传来的电信号经转换器转换为数字信号,传入计算机经一系列处理后打印出检测结果。

当试带进入尿液干化学分析仪比色槽时,各试剂模块依次受到光源照射并产生不同的反射光,仪器接受不同强度的光信号后将其转变为电信号,经微电脑处理计算,最后以定性或半定量方式自动输出结果(图 2-1)。

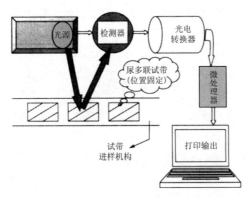

图 2-1 尿液干化学分析仪结构示意图

2.测试原理　多联试剂带上各检测试剂块与尿液中相应成分发生化学反应而产生颜色。颜色的深浅与光的吸收和反射相关,也与尿液中相应的被检测成分的浓度成比例关系。吸收光值越大,反射光值越小,被检测成分的浓度越高。但尿液本身的颜色也会影响试剂块的颜色,因此通常试剂模块比检测项目多一个空白块,以排除本底颜色的干扰。

为了消除背景光和其他杂散光的影响,一般采用双波长测定试剂块的颜色变化,即用测定波长和参考波长2种波长进行测定。测定波长是被测试剂块的灵敏特征波长,各种试剂块都有相应的测定波长,如蛋白质、葡萄糖、pH、维生素C、隐血的测定波长为620nm;胆红素、尿胆原、亚硝酸盐、酮体的测定波长为550nm。各试剂块的参考波长为720nm。

检测试剂块反射率、空白试剂块反射率和总反射率分别由下列公式得出:

$$R_{试剂}(\%) = \frac{Tm_{(试剂)}}{Ts_{(试剂)}} \times 100\%$$

$$R_{空白}(\%) = \frac{Cm_{(空白)}}{Cs_{(空白)}} \times 100\%$$

$$R_{总}(\%) = \frac{R_{试剂}}{R_{空白}} = \frac{Tm \cdot Cs}{Ts \cdot Cm} \times 100\%$$

式中:R为反射率,Tm为试剂模块对测量波长的反射强度,Ts为试剂模块对参考波长的反射强度,Cm为空白模块对测定波长的反射强度,Cs为空白模块对参考波长的反射强度。

(二)试剂带各项目检测原理及应用注意事项

1.试剂带的结构　单项试剂带是以滤纸为载体,将各种试剂成分浸渍后干燥,作为试剂层,再在其表面覆盖一层纤维素膜作为反射层。尿液浸入试剂带后,与试剂发生发应,产生颜色变化。多联试剂带是将多种项目试剂块集成在1条试剂带上,浸入一次尿液可同时测定多个项目。这样1条上面附有试剂块的塑料条即为试剂带。

多单项试剂带是干化学尿液分析试剂带的基本结构形式,主要组成如下:

(1)塑料底层:不浸润尿液的塑料片,起支撑作用。

(2)吸水层:可使尿液均匀快速地浸入,并能抑制尿液流到相邻反应区。

(3)试剂层:包含与尿液中所测定物质发生化学反应试剂成分。

(4)碘酸盐层:可破坏维生素C等干扰物质。

(5)尼龙膜:防止大分子物质对反应的污染,具有保护作用。通常试剂带上的试剂块要比测试项目多1个空白块,以消除尿液本身的颜色在试剂块上所产生的测试误差。(见图2-2)

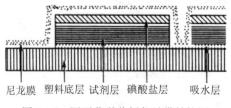

尼龙膜　塑料底层　试剂层　碘酸盐层　吸水层

图2-2　尿干化学分析仪试带结构图

试剂带与尿液反应的颜色与检测结果密切相关,因此,浸入的时间、与试剂带反应的量都应恒定。试剂带浸入尿标本后,应在试管边缘或用滤纸吸掉多余的尿液,防止试剂带相互之间的"溢出"现象。

2.检测原理

(1)酸碱度(pH)

①原理:用变化范围较大的 pH 指示剂制成。常用甲基红(pH4.6～6.2)和溴麝香草酚蓝(pH6.0～7.8),组成复合型指示剂,成色范围为 pH4.5～9.0,颜色由橘黄色、绿色到蓝色几种颜色变化。

一般用甲基红(pH4.6～6.2)和溴麝香草酚蓝(pH6.0～7.8)两种指示剂适量组合成为复合 pH 试纸,其呈色范围为 pH4.5～9.0。

②参考区间:4.5～8.0。

③注意事项

a.尿液标本必须新鲜,当肾脏分泌的尿液中含有大量碳酸氢盐和碳酸缓冲对时,尿液长时间放置其中的二氧化碳会自然扩散到空气中从而使尿 pH 增高,另外尿液放置时间过长还会因细菌分解等因素导致尿液 pH 改变;浸入过量的尿液标本会导致蛋白质试剂带中缓冲液的污染而使 pH 降低,故应严格遵守试剂带浸泡尿液标本的时间。

b.尿液 pH 对尿蛋白和比重膜块的影响较大,因此,当尿液 pH 明显升高或降低时,要考虑同时检测的尿比重、尿蛋白结果的可靠性。

c.检测尿液 pH 主要是了解人体内酸碱平衡情况。尿液 pH 主要反映肾脏在维持血浆和细胞外液正常氢离子浓度方面的能力,但尿液干化学检测只是一个半定量的检验结果,在作临床诊断时一定要结合患者的临床症状、体征和其他检验数据综合分析。

(2)尿比重(SG)

①原理:试剂块中含有多聚电解质(甲乙烯酸酰马来酐)、酸碱指示剂(溴麝香草酚蓝)及缓冲物。经过处理的电解质共聚体的 Pka 改变与溶液离子浓度相关。试带中电解质共聚体含有随标本中离子浓度而解离的酸性基团。标本中离子越多,酸性基团解离越多,释放出的氢离子使 pH 改变,通过酸碱指示剂的颜色改变换算为尿液的比重。

②参考区间:1.015～1.025。

③注意事项

a.当尿液中存在强碱、强酸等物质时,会直接影响试剂带测定尿比重结果。当尿液 pH≥7.0 时,应该在干化学法测定结果的基础上增加 0.005,作为尿液 pH 损失的补偿。补偿机制是因为强碱物质解离出的 OH^-,中和由电解质共聚体释放出来的 H^+,导致结果偏低;反之在强酸性尿液中,尿比重结果明显偏高,但尿液呈强酸性的情况较为少见。

b.干化学试带法检测尿比重结果变异较大,细微的比重变化反映不出来,因此不适用于浓缩稀释试验。此外,当尿比重过高或过低时用试带法检测均不灵敏。如新生儿的尿比重低,不适用本法检测比重。

c.不同的干扰因素对试带法、比重计法和折射仪法的比重结果影响也不同。尿液中非离子化合物增多(如葡萄糖)时,可使悬浮法和折射仪法测定的比重结果偏高,而试带法只与离子浓度有关,不受其影响。尿液中蛋白增多时,3种方法的检测结果都有不同程度的增高,以试带法最为明显,高浓度的尿蛋白会使化学法测定的比重结果偏高。

NCCLS建议以折射仪法作为干化学法测定尿比重的参考方法。

(3)葡萄糖(glucose,GLU)

①原理:尿糖的膜块中主要含有葡萄糖氧化酶、过氧化物酶和色原。葡萄糖氧化酶对葡萄糖具有非常高的特异性,采用葡萄糖氧化酶法,能特异性地检出尿液中的葡萄糖,葡萄糖在氧和水的条件下,被葡萄糖氧化酶氧化成葡萄糖酸和过氧化氢。过氧化氢在过氧化物酶催化作用下释放出新生态氧,使色素原物氧化而显色,显色的深浅与葡萄糖含量呈正比,常用的色素原物有邻联甲苯胺、碘化钾等。

②参考区间:阴性。

③注意事项

a. 尿液含有对氧亲和力较强的还原物质如维生素C,可与试剂带中的试剂产生竞争性抑制反应而出现假阴性结果。排除的方法是先将尿液煮沸几分钟破坏维生素C,再进行检测。另外注意选用具有抗维生素C能力或能够测定维生素C的试剂带,了解尿内维生素C浓度,作为是否存在干扰因素的参考。一般认为静脉滴注维生素C后5小时内不要检验尿糖。

b. 高浓度酮体尿可引起假阴性。尿液比重增高,可降低试带对糖的灵敏度。大量服用左旋多巴时,也可使尿糖结果偏低或出现假阴性。尿糖测定假阳性极少见,除非尿液被过氧化物或次氯酸盐污染。

c. 尿试带法只与葡萄糖反应,特异性较强,而班氏法的测定原理是糖还原反应,可测定尿液中所有还原性物质。当尿液中含有还原性糖,如葡萄糖、乳糖、半乳糖和阿司匹林、青霉素、维生素C等还原性物质时都会出现阳性反应。此外,两种方法的灵敏度也存在差异(干化学法灵敏度为2~5mmol/L,班氏法需葡萄糖含量为8.33mmol/L时才出现阳性),当二者的结果不一致时要注意分析原因。

d. 干化学法测定葡萄糖只是半定量的过筛试验,且检测浓度范围为1.7~2.8mmol/L(300~500mg/L),当葡萄糖浓度超过13.9mmol/L(2500mg/L)不能检出。因此,不宜用于尿糖的精确定量分析。

(4)蛋白质(protein,PRO)

①检测原理:利用pH指示剂蛋白质误差(protein error of indicator)的原理,试剂块中含有酸碱指示剂—溴酚蓝(pH阈值为3.0~4.6)、柠檬酸缓冲系统和表面活性剂。

由于各种指示剂都具有一定的变色范围,在pH3.2时,溴酚蓝产生阴离子,与带阳离子的蛋白质(清蛋白)结合后发生颜色变化。其颜色深浅与蛋白质含量呈正比。

试带法对清蛋白灵敏,对黏蛋白和低分子量蛋白质不灵敏。免疫化学法和其他清蛋白的检测方法检测早期肾小球病变较试剂带法更灵敏。干化学法的灵敏度为0.10~0.15g/L,速率散射免疫比浊法灵敏度为2mg/L或更高。pH指示剂只对低相分子质量的清蛋白有特异性,因此试带法对免疫球蛋白、Tamm-Horsfall蛋白和Bence-Jones蛋白等不灵敏。

②参考区间:阴性或<0.1g/L。

③注意事项

a.尿液变质会使尿 pH 发生变化,或者尿液本身过酸、过碱都会影响到检测结果。当患者服用奎宁和磺胺嘧啶等药物引起的强碱性尿(pH≥9.0)时,会使干化学法出现假阳性结果。可用稀乙酸将尿液 pH 调至 5～7,再行检测,借以区别是否由于强碱性尿而导致的假阳性。同样,当尿液 pH<3.0 时,也会导致假阴性结果。

b. 干化学法对清蛋白的灵敏性较好,可达 70～100mg/L。而对球蛋白、黏蛋白、本周蛋白均不灵敏,尿液中球蛋白的浓度需达到 5500mg/L 时才出现可疑反应;如清蛋白、球蛋白的比值为 1∶2 的蛋白尿,只有当尿蛋白含量达 2000mg/L 时才会出现阳性结果。由于干化学法测定球蛋白的灵敏度仅为清蛋白的 1/100～1/50,因此,对于肾病患者,特别是在疾病发展过程中需要系统观察蛋白质含量的患者不适用干化学法。可用磺基水杨酸法(或加热乙酸法)定性和自动生化分析仪定量监测,特定蛋白仪利用抗原抗体反应检测原理进行尿蛋白定量,可明确尿液中的各种蛋白成分并且灵敏度高,可进行尿微量蛋白定量检测。

c.多种药物均会干扰干化学法检测尿蛋白而出现假阳性或假阴性结果。如尿液中含有氯己定、磷酸盐、季胺盐消毒剂聚乙烯吡咯酮、或服用嘧啶、奎宁等药物,使 pH≥9.0 呈强碱性,超过了试带中缓冲剂的缓冲能力时会出现假阳性结果。而静滴大剂量青霉素可造成干化学法出现假阴性结果。

d. 标本内含有分泌物(如生殖系统分泌物)时,可出现假阳性结果。

(5)隐血(erythrocyte,ERY)

①原理:尿液中的血红蛋白、肌红蛋白或红细胞破坏后释放出的血红蛋白均具有过氧化物酶样作用,能催化过氧化氢释放出新生态氧,使色原物氧化而显色,颜色的深浅与血红蛋白的含量呈正比。

②参考区间:阴性。

③注意事项

a.尿液中含有对热不稳定酶、肌红蛋白氧化剂或菌尿可出现假阳性结果。尿隐血假阳性的主要干扰因素是热不稳定氧化酶。

b.尿液中维生素 C 浓度>100mg/L 时,可发生竞争性抑制反应,出现假阴性。

c.溶血引起的血红蛋白尿,挤压综合征等肌肉坏死导致的肌红蛋白尿都会出现干化学分析阳性而镜检无红细胞的情况。

d. 不同厂家、不同型号、甚至同一厂家不同批号的试剂带灵敏度均可能不同,更换试剂时须予以注意,同一患者出现不同结果时应分析是病情变化还是灵敏度不同所导致。

(6)白细胞(leukocyte,LEU)

①原理:白细胞试剂块主要含吲哚酚酯及重氮盐。酯酶能水解吲哚酚酯生成吲哚酚和有机酸,而中性粒细胞胞质内含有特异性酯酶,可作用于膜块中的吲哚酚酯,使其产生吲哚酚,后者与重氮盐反应形成紫色缩合物,其颜色深浅与粒细胞的多少呈正比。

②参考区间:阴性。

③注意事项

a. 干化学试剂带法检测白细胞实际是检测中性粒细胞。由于测定原理的限制,当尿液中所含的白细胞是淋巴细胞和单核细胞时则为阴性。肾移植患者发生排异反应时尿液中以淋巴细胞为主或其他病因引起的单核细胞尿时检测结果为阴性。

b. 尿液中有甲醛污染、含有高浓度胆红素或使用某些药物（如呋喃妥因）时,可产生假阳性;尿蛋白＞5g/L或尿液中含有大剂量先锋霉素Ⅳ或庆大霉素等药物时,可使结果偏低或出现假阴性结果。

c. 有时镜检可见白细胞而试带反应不明显,放置待白细胞破坏释放出酯酶后试带反应可出现阳性。

d. 干化学法检测白细胞的灵敏度为 10～25 个/μl 或 5～15 个/HPF。新鲜未离心尿液白细胞计数为 20×10^9/L(计数板法)时,试带法分析的灵敏度为 80％～90％,特异性为 80％～90％。在 100×10^9/L 时灵敏度为 95％。但由于尿干化学法检测白细胞与显微镜下计数的检测原理有着根本的区别,很难找出二者完全对应的关系和直接的换算方式。干化学法只是一个过筛实验,不可代替显微镜法检测白细胞,最终结果应以显微镜检验结果为准。

（7）亚硝酸盐(nitrite,NIT)

①原理:亚硝酸盐试剂块主要含有对氨基苯砷酸和 1,2,3,4－四羟基对苯喹啉－3 酚,其检测的化学基础是 Griess 实验,尿路感染多由大肠埃希菌引起,正常人尿液中含有来自食物或蛋白质代谢产生的硝酸盐,当尿液中有大肠埃希菌增殖时,将硝酸盐还原为亚硝酸盐可将试剂块中对氨基苯砷酸重氮化为重氮盐,重氮盐与苯喹啉－3 酚偶联,产生重氮色素,试剂块颜色由黄变红,借此判断是否感染大肠埃希菌。

②参考区间:阴性。

③注意事项

a. 亚硝酸盐的检出率受尿液中的细菌是否含有硝酸盐还原酶、在膀胱内的停留时间是否大于 4h、被检者尿液中是否含有适量的硝酸盐等因素影响。急性尿路感染由大肠埃希菌引起者约占 80％,慢性肾炎由大肠埃希菌引起者约占 50％,因此,当由肠球菌属、链球菌属等细菌导致的泌尿系统感染时,由于缺乏硝酸盐还原酶而呈阴性结果。

b. 药物因素影响:使用利尿剂、硝基呋喃、大量维生素 C(大于或等于 250mg/L)以及抗生素抑制细菌的繁殖等情况均可导致假阴性结果,非那吡啶可引起假阳性。

c. 细菌在尿液中作用时间过短易呈假阴性反应,为使细菌有充分的作用时间,以检测第 1 次晨尿标本为宜。但需注意标本放置过久细菌污染繁殖可导致假阳性。

（8）尿酮体(ketone body,KET)

①原理:尿酮体的膜块中主要含有亚硝基铁氰化钠,可与尿液中的乙酰乙酸、丙酮产生紫色反应。尿酮体包括乙酰乙酸、丙酮和 β－羟丁酸三种形式。试剂的灵敏度为:乙酰乙酸 50～100mg/L,丙酮 400～700mg/L,一般不与 β－羟丁酸起反应。

②参考区间:阴性。

③注意事项

a. 不同病因引起的酮症,其酮体的成分可不同,同一疾病的不同时期尿液中的酮体成分也不同,均可使检验结果出现差异。如糖尿病酮症酸中毒早期,酮体的主要成分是 β－羟丁酸,乙酰乙酸很少,因试剂不与 β－羟丁酸起反应,此时酮体检测结果低于总酮体量。在酮症酸中毒症状缓解后,乙酰乙酸含量较初始期高,易对病情估计过重。因此,在分析结果时应密切结合临床病程的进展。

b.丙酮和乙酰乙酸都具有挥发性,尿液被细菌污染后也会导致酮体消失。因此,新鲜尿液及时检测对于避免假阴性结果十分重要。

(9)胆红素(bilirubin,BIL)

①原理:试剂中主要含2,4－二氯苯胺重氮盐缓冲剂及其他表面活性物质,利用重氮反应原理,即在强酸介质中结合胆红素与2,4－二氯苯胺重氮盐起偶联反应生成紫红色的复合物,颜色深浅与胆红素含量呈正比。

②参考区间:阴性。

③注意事项

a.很多因素都可使胆红素检验出现假阴性结果,常见的有:尿液中含有高浓度的维生素C和亚硝酸盐。患者接受大剂量氯丙嗪治疗或尿液中含有盐酸偶氮吡啶的代谢物。尿液中存在亚硝酸盐、重氮药物、对氨基水杨酸等。

b.尿液中含有吩噻嗪类药物时,可使胆红素检验呈现假阳性。

(10)尿胆原(urobilinogen,URO)

①原理:测定原理主要有:Ehrlich醛反应原理:利用尿胆原在酸性条件下与对二甲氨基苯甲醛反应形成红褐色的复合物,颜色深浅与尿胆原含量有关。重氮反应原理:利用尿胆原在强酸性条件下,与对－甲氧基苯重氮四氟化硼发生重氮盐偶联反应生成胭脂红的重氮色素,颜色深浅与尿胆原含量呈正比。

②参考区间:阴性或弱阳性。

③注意事项

a.尿液中一些内源性物质或药物可产生颜色干扰使检测出现假阳性结果,内源性物质如胆色素原、吲哚、胆红素等,药物如吩噻嗪类、维生素K、磺胺药等。

b.由于大多数试剂带没有设置检测尿胆原阴性的项目,对于阻塞性黄疸尿胆原减少的患者,不宜用干化学法进行测定。此外,尿胆原清除率与尿pH有关,pH5.0时,清除率为2ml/min;pH8.0时,增加至25ml/min。因此,预先给患者服用碳酸氢钠碱化尿液,收集午后2～4时(2h排出量)进行测定可提高检出率。

c.正常人尿胆原的排出量1天内不同时段有很大波动,夜间和上午量少,午后2～4时最高。如同一患者在一段时间内连续监测,应固定在1天中的某一时段进行检测。

(11)维生素C(VitC)

①原理:维生素C具有1,2－烯二醇还原性基团,利用还原法原理,试剂中的2,6二氯－2酚－靛酚(醌氨酚)可与维生素C发生呈色反应。检测范围为0～2.8mmol/L。

②参考区间:阴性。

③注意事项

a.尿标本中含有氧化剂(如高锰酸盐、次氯酸盐等)可干扰本试验,导致本试验灵敏度降低。

b.测定维生素C主要是用于维生素C对其他干扰项目的评估,维生素C的存在可以影响葡萄糖、胆红素、血红蛋白及亚硝酸盐等的检测。

(12)肌酐(creatine)

①原理:该测试是以深蓝色蛋白质与具有高度染色的双(3',3"－双碘－4',4"－二羟基

—5',5"—二硝基酚)—3,4,5,6—四溴碘酚酞络合物的形成为基础,采用折射仪读取颜色反应,对微量蛋白质进行测定和排除。另一个反应垫检测肌酐,可得到蛋白质/肌酐的比值。

②注意事项:尿液高浓度的血红蛋白或肌红蛋白($>50mg/L$)会引起假阳性,尿液中存在EDTA可出现假阴性。肌酐检测是近年新增的项目,但经近几年的应用其临床应用价值、影响因素等都尚无定论,因此并不是所有化学试剂带都设置的常规项目(表2—33)。

表2—33 干化学尿液检测原理、灵敏度及常见干扰因素

项目	原理	灵敏度范围	常见干扰因素	可能结果
pH 值	酸碱指示剂法	4.5～9.0	尿液放置时间过久 试带浸渍时间过长浸入过量尿液	pH 升高 pH 降低
比重	多聚电解质离子解离法	1.015～1.030	高浓度的尿蛋白 pH≥7.0	结果偏高 结果偏低
葡萄糖(mmol/L)	葡萄糖氧化酶—过氧化物酶法	2.0～5.0	假阳性较少见,当强氧化剂次氯酸、过氧化物污染 维生素 C 等还原性物质、高浓度酮体尿	假阳性 假阴性
蛋白质(g/L)	pH 指示剂蛋白质误差	0.10～0.15	药物、消毒剂等使尿呈强碱性、混入生殖系统分泌物 静脉滴注大剂量青霉素	假阳性 假阴性
隐血(μg/L)	血红蛋白类过氧化酶法	150～300 或<5 个 RBC/μl	热不稳定酶、菌尿 大量维生素 C	假阳性 假阴性
白细胞(个/μl)	酯酶法	5～15	高浓度胆红素、甲醛、呋喃类药物 尿蛋白>5g/L、大剂量先锋霉素、庆大霉素	假阳性 假阴性
亚硝酸盐(mg/L)	亚硝酸还原法	0.3～0.6	细菌污染、非那吡啶 未具备阳性结果产生的条件、大量维生素 C、抗菌素	假阳性 假阴性
胆红素(mg/L)	偶氮反应法	2～10	吩噻嗪类、色素尿 大量维生素 C、大剂量氯丙嗪、亚硝酸盐	假阳性 假阴性
尿胆原(mg/L)	醛反应、重氮反应法	1～4	胆色素原、胆红素、吲哚、维生素 K、磺胺 暴露光线时间过长、亚硝酸盐	假阳性 假阴性
酮体(mmol/L)	亚硝基铁氰化钠法	0.15～1.0	肽、苯丙酮酸、L—多巴代谢物 标本放置时间过长、细菌污染	假阳性 假阴性
维生素 C(mg/L)	吲哚酚法	50～100	硫代硫酸钠、疏基化合物、内源性酚 氧化剂	假阳性 假阴性

(三)方法学评价及质量保证

尿液干化学分析仪因其操作简便、可大批量进行快速筛检等优点而广泛应用于临床。但不容忽视的是干化学检测可因很多因素的影响而出现假阳性或假阴性结果。重视分析前、分析中和分析后各环节的质量控制是保证质量的重要手段。

1.分析前的质量控制

(1)用合格的容器收集尿液标本,患者等相关信息标识清楚,尿液标本的采集方式及保存方法正确,在规定时间内完成检测。

为了避免不新鲜标本对检测结果的影响,干化学试剂带尿液检测的所有项目都必须保证用新鲜的尿液。最佳检测时间是取出尿液标本后 30 分钟内,应不超过两小时完成检测。如

遇机器故障或标本量大不能在两小时内完成检测,可放冰箱冷藏保存,但时间不能超过 6 小时。标本放置时间过长对检测结果的影响见表 2－34。

表 2－34　放置过久的尿液标本对检测结果的影响

项目	原因	结果
pH	细菌繁殖等因素使尿液变质	升高
KET	酮体挥发、细菌污染繁殖	假阴性
BIL、URO	胆红素阳光照射变为胆绿素;尿胆原氧化成尿胆素	假阴性
NIT	细菌污染繁殖	假阳性
PRO	尿液 pH 值改变使尿液过碱(pH≥9.0)或过酸(pH<3.0)	假阳性 假阴性
ERY	过氧化物酶样活性减弱 红细胞破坏	假阴性 尿试带阳性而镜检阴性
LEU	白细胞酯酶失活 粒细胞破坏,特异性酯酶释入尿液	假阴性 尿试带阳性镜检阴性

(2)选择合格的质控物,合格的质控物成分稳定、无批内差、易于保存和运输、复溶后成分无变化,每天用高值、低值两种质控尿液或"正常"、"异常"两种质控物进行质量控制监测。

(3)所用试剂带必须优质稳定,在有效期内使用。操作前仔细阅读仪器操作说明书和了解试带性能,各类尿液分析仪的设计存在较大差异,不同厂家生产的试剂带在检测量级上也不尽相同,不同类型的尿液分析仪使用不同的试剂带,不可混用。试剂带需避光、防潮、干燥保存。使用时一次只取出所需要的试剂带,并立即盖紧瓶盖,不可将各种试剂带合并在同一容器中保存。

(4)使用具有质量保证的仪器,建立标准操作程序(SOP)文件并严格执行,注意以下几点:①尿液分析仪是一种精密的电子光学仪器,应避免阳光长时间的照射及温度过高,湿度过大,仪器使用最佳温度一般为 20～25℃。②每天测定开机前,要对仪器进行全面检查,确定处于正常状态时才能开机。测定完毕,要对仪器进行全面清洁、保养。在 SOP 文件中规定日保养、周保养和月保养的内容。

2.分析中的质量控制　除严格操作外,还应该注意:①尿液标本中是否存在影响因素及处理方法,如维生素 C 的存在可干扰葡萄糖、胆红素、血红蛋白及亚硝酸盐等项目的检查,可采用煮沸法破坏维生素 C。②对新购进的仪器要进行全面的鉴定,鉴定合格后方能使用。③对使用中的仪器应根据操作需要和厂家对仪器的要求定期进行校正,这是保证仪器准确的根本。④不同厂家、不同批号尿试带质量不同,划分结果的等级标准也不同,在选用尿试带时,应严格注意质量标准,每天工作前对仪器和试剂带按程序进行检查,在检查中首先应将质控物放入室温,使其温度与室温一致,否则会因温度影响使部分结果偏低。在质控过程中,必须掌握质控的标准:①每次必须使用"正常"和"异常"2 种浓度的质控物进行试验,1 天内最好使用同一质控标本。②质控物的测定结果由"正常"变成"异常"结果或"异常"变成"正常"结果,均为失控。③质控物某一膜块的测定结果在"靶值"的"±～＋"为正常,否则为失控。

出现异常按质量控制程序及时查找和排除引起异常的原因。可以通过以下简图(图2－3)进行质量控制,当失控时通过以下步骤逐一分析,最终找出是试剂带、质控物、还是仪器或是操作的问题。

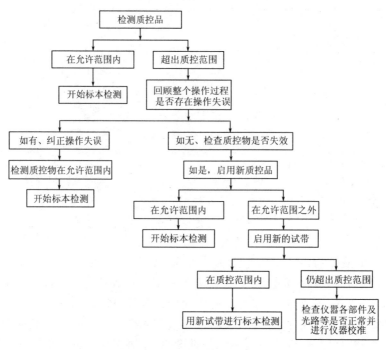

图2－3 质控流程图

3.分析后的质量控制 主要包括参考值范围的认可、判定试验结果是否受药物的干扰和病理物质的影响、仪器检查结果与显微镜检查结果不符时的因素分析、报告单结果的规范书写、报告单回报时间等。

尿液外观与尿液中的细胞等成分有一定的相关性,当尿液外观存在混浊等异常而检测结果正常时,应进行显微镜复检及用其他方法检测蛋白;干化学技术只是一个筛检方法,其结果必须结合临床资料综合分析,了解患者的用药情况利于分析干扰因素。

4.显微镜复检 显微镜检查是尿液有形成分确证的最为准确的方法,NCCLS规定凡有下述情况应进行显微镜检查:①医生提出镜检要求。②由于患者的病种、病情或其他检验结果而要求(如泌尿外科、肾病科患者、糖尿病患者、用免疫抑制剂的患者及妊娠妇女)。③任何一项理学、化学检验结果异常。我国要求:①尿液白细胞、隐血(或红细胞)、蛋白质、亚硝酸盐4项结果中某一项结果异常,都需要做显微镜检验。②尿液一旦有颜色、透明度、气味或化学检验结果异常,也均应进行显微镜检验。显微镜复检时应按尿沉渣显微镜检验标准化、规范化操作进行。

二、尿液有形成分自动化分析仪

干化学尿液分析仪对尿液白细胞、红细胞及细菌的检测是依据化学反应而间接得出的定性或半定量结果,很多因素都会导致结果不准确,且不能检出管型、上皮细胞、结晶、寄生虫等。尿有形成分的检验仍以显微镜检验为最准确的方法。但显微镜检验受主观因素影响较多,并且操作繁琐费时,重复性差,难以定量,不容易进行室内质控及标准化,不利于临床动态观察。为此,人们一直在研制能提高临床鉴别能力、具有较高的灵敏度和特异性、并且将尿沉渣分析标准化与自动化融为一体的检验仪器,虽然迄今仍无一台尿沉渣分析仪能完全满足上述要求。但目前应用较为广泛的尿液有形成分分析仪已基本具备程序简化快速、误差小、可定量、重复性好、结果准确、利于进行室内质控及标准化等优点。

全自动尿液有形成分分析仪是集计算机技术、电子技术或高科技光学及影像学技术等各种高科技技术为一体,对尿液中的细胞、管型、结晶、寄生虫、细菌等有形成分进行分析识别、计数定量的专用仪器。

主要有以下两大类:①影像式尿液有形成分分析仪。②流式细胞技术尿液有形成分分析仪。

(一)影像式尿液有形成分分析仪

1.检测原理　为结合流式细胞分析技术和粒子成像分析技术的影像式尿沉渣分析系统。可以直观地对尿液的有形成分如红细胞、白细胞、上皮细胞、管型、酵母菌、细菌和结晶等进行观察,因此与人工显微镜检查原理基本相似,其工作原理为将混匀的尿液注入仪器的标本口,经过自动染色后导入鞘流液内,在仪器平板式流动池中做层流动,在流经显微镜下数码摄像系统时,系统对每个层流经过的有形成分进行摄像,同时计算机进行图像分析,提取尿液有形成分的大小、对比度、形状、质地特征,运用形态识别软件自动识别和分类。由于可以对每个标本的存储图像进行直观的判断,从而减少了手工显微镜的分析过程,但是因尿液中有形成分形态复杂,不能识别的有形成分比例较大,仍需对每份标本逐一识别分类纠正。其主要工作程序为:显微镜+高速摄像+数字相机+图像采集卡+电脑分类软件,人工区分不同类别的颗粒,对可疑成分进行手工复检。

2.检测参数　仪器通过软件将尿液中的粒子区分为12大类型及12类型有形成分的影像。主要包括了12种常见的有形成分的影像参数:红细胞(RBC)、白细胞(WBC)、白细胞簇(WBC clumps)、透明管型(hyaline cast)、非分类的管型(unclassified casts)、鳞状上皮细胞(squamous epithelial cells)、非鳞状上皮细胞(non—squamous epithelial cells)、细菌(bacterium)、酵母样菌(yeast)、结晶体(crystals)、黏液丝(mucus)和精子(sperm)等。

3.方法学评价

(1)优点:可定量、简便快速、无污染、能避免人工显微镜检查由于个体差异所产生的误差,利于进行标准化检测,临床可进行准确量化的动态观察。

(2)缺陷:①尿液过酸、过碱或高低渗以及挤压等情况致细胞变形时,容易产生误认或漏检,含杂质多的标本可致图像模糊,不同结晶难以准确辨认,一些结晶和真菌容易被误认为红细胞。这些因素都可导致假阳性或假阴性结果出现。②需在显示屏上人工区分不同类别的颗粒,对难以确定的有形成分如变形的红细胞、白细胞以及非鳞状上皮细胞、结晶、管型等需要人工显微镜检查确认。

(二)流式细胞技术尿液有形成分分析仪

1.检测原理　流式细胞计数仪原理和电阻抗技术相结合定量检测尿液中的有形成分。

（见图 2－4）定量吸入的尿液标本经稀释、加温和染色后，依靠液压作用喷射入鞘液流动池。当被检尿液从样品喷嘴出口进入鞘液流动池时，被一种无粒子颗粒鞘液包围，使样品中的每个有形颗粒以单个纵列的形式，沿中心竖轴线依次通过流动池，该单个纵列细胞流快速通过氩激光检测区时，每个细胞均被氩激光光束照射而产生不同程度的荧光强度，荧光强度与细胞和染料的结合程度呈正比。荧光染料含 9－氮杂菲和羧化氰，9－氮杂菲能使核酸（DNA、RNA）染色，并与标本中核酸含量有关，以此区别细胞核的有无和多少。羧化氰与细胞的脂质成分结合，其荧光反映细胞的大小。荧光强度与有形成分和染料的结合程度呈正比。

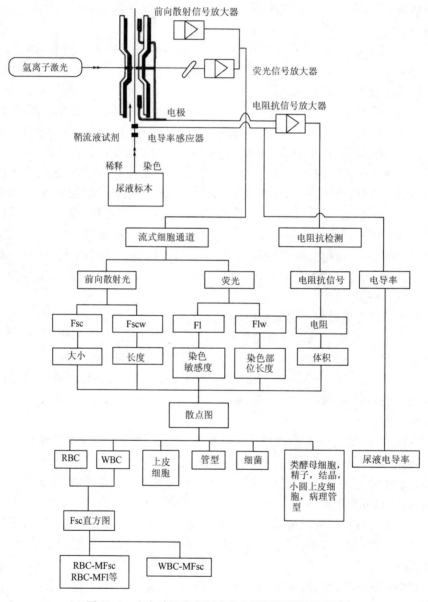

图 2－4　全自动尿液有形成分分析仪检测原理简图

荧光强度(fluorescent light intensity,Fl),指从尿液染色细胞发出的荧光,主要反映细胞染色质的强度;前向荧光脉冲宽度(forward fluorescent light intensity width,FLW)主要反映细胞染色质的长度。前向散射光强度(forward scattered light intensity,Fsc)成比例反映细胞大小。前向散射光脉冲宽度(forward scattered light intensity width,Fscw)主要反映细胞的长度。电阻抗信号的大小主要与细胞的体积呈正比,所产生的脉冲信号数相当于细胞数。仪器将捕捉到的前述各荧光信号及电阻抗信号转变成电信号,并对各种信号进行分析,综合识别和计算得到相应细胞的大小、长度、体积和染色质长度等数据,将这些数据转换为每个尿液标本红细胞、白细胞、细菌、结晶、管型等的直方图(histogram)和散点图(scattergram)以及定量报告。

2.仪器组成　主要包括光学检测系统、液压系统、电阻抗系统及电子系统等。

(1)光学系统:由激光反射系统、氩激光、流动池、前向光采集器和前向光检测器组成。采用激光作为光源,经双色反射镜、聚光镜形成射束点,并聚集于流动池的中央。样品中的细胞流经流动池时被激光光束照射,产生前向荧光的光信号。并经双色过滤器区分出前向荧光和前向散射光。光的反射和散射主要与细胞表面相关,散射光强度与细胞的大小相关。

(2)液压系统:液压系统的作用是保证染色细胞排成单个的纵列,逐一通过流动池的中央。鞘液流动机制为通过加压在流动池使鞘液形成一股涡流,使随着真空作用吸入的尿液细胞保持在鞘液中心通过,提高了细胞计数的准确性和重复性。

(3)电阻抗检测系统:当尿液细胞等有形成分通过流动池时,在检测孔电极之间所产生的阻抗使电压发生变化,电压的大小主要与细胞等有形成分的体积相关,形成与细胞等有形成分数量相当,体积大小相应的脉冲电压。从而获得细胞体积和细胞数量的数据。电阻抗检测系统的另一功能是测量尿液的导电率,以得到尿渗量的相关数据信息。

(4)电子系统:将前向散射光、前向荧光等光信号转变为电信号,所有电信号通过波形处理器整理,再传输给微处理器汇总,得出每种细胞的直方图和散射图,通过综合计算分析得出各种细胞数量和细胞形态及种类。

流式细胞技术尿液有形成分分析仪检测信号与功能见表2－35。

表2－35　流式细胞技术尿液有形成分分析仪检测信号与功能

信号	功能
荧光强度(Fl)	反映细胞(或颗粒)等有形成分染色质的强度
前向荧光脉冲宽度(Flw)	反映细胞(或颗粒)等有形成分染色质的长度
前向散射光强度(Fsc)	反映细胞(或颗粒)等有形成分大小
前向散射光脉冲宽度(Fscw)	反映细胞(或颗粒)等有形成分长度
电阻抗检测系统	形成与细胞(或颗粒)等有形成分体积大小相应、数量相当的脉冲电压

3.检测参数 主要包括尿液有形成分的定量参数,标记参数和 Fl—Fsc、Fscw—Flw 等散点图信息。

(1)定量参数:红细胞(RBC/μl)、白细胞(WBC/μl)、上皮细胞(epithelial cell,EC/μl)、管型(cast,CAST/μl)、细菌(bacterium,BACT/μl)、导电率(conductivity)。

(2)标记参数(定性):病理管型(pathologic cast,Path。CAST)、小圆上皮细胞(small round cell,SRC)、类酵母细胞(YLC)、结晶(X—TAL)和精子(sperm,SPERM)。

(3)Fl—Fsc、Fscw—Flw 散点图

①红细胞:尿液中典型红细胞直径为 8μm,在散点图中分布于红细胞区域。红细胞无细胞核和线粒体,Fl 值低,且尿液细胞中红细胞胞体最小,在散点图中接近 Fl 轴的原点。尿液中的红细胞受机械损伤、渗透压及 pH 和疾病等的影响大小形态可出现较大变化,因此在散点图中的分布也有很大差异。Fsc 和 Fscw 轴位置较低,有一定变异范围。

流式细胞术尿沉渣分析仪提供的红细胞形态相关信息对鉴别血尿来源具有一定的过筛作用。流式细胞分析技术全自动尿沉渣分析仪可定量报告红细胞量,还可报告均一性和非均一性红细胞百分比、平均红细胞前向荧光强度和分布宽度等参数。肾小球性血尿时较多红细胞变小或成棘形而呈非均一性。在排除了菌尿、尿渗量和 pH 等可使均一性红细胞向非均一性红细胞转变的情况后,可将非均一红细胞尿作为肾小球性血尿的诊断依据。肾小球性血尿的红细胞形态常表现为不规则形、体积变小或成棘形、圆环状、部分胀大等。图 2—5、图 2—6、图 2—7、图 2—8 分别为均一、非均一、混合红细胞散点图、直方图和非均一小红细胞散点图、直方图。

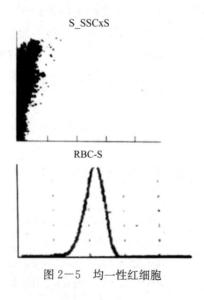

S_SSCxS

RBC-S

图 2—5 均一性红细胞

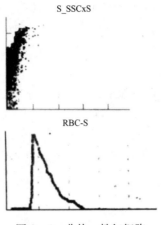

图 2－6　非均一性红细胞

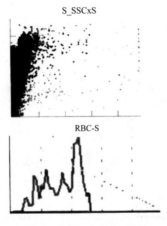

图 2－7　混合性红细胞

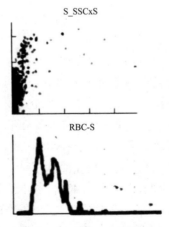

图 2－8　非均一小红细胞

注:尿沉渣仪品牌型号不同 Fl－Fsc、Fscw－Flw 等散点图信息代表的字母可有不同。

117

70%红细胞前向散射光强度(RBC－P70Fsc)≤70ch,且红细胞前向散射光强度分布宽度(RBC－Fsc－DW)>50ch,提示为肾小球性血尿;RBC－P70Fsc≥100ch,且 RBC－Fsc－DW≤50ch,提示为非肾小球性血尿;70ch≤RBC－P70Fsc≤100ch,且 RBC－Fsc－DW≥50ch,为混合性血尿。

②白细胞:尿液中典型白细胞直径为 $10\mu m$,稍比红细胞大,核居中。白细胞有胞核,因此白细胞分布于散点图中高荧光强度区。白细胞比红细胞稍大,前向散射光强度也比红细胞稍大一些,能将白细胞与红细胞区别开来,白细胞以高强度的 Fl 和 Fsc 的特点出现在散点图的正中央(图 2－9)。此外,存活的白细胞呈现出 Fsc 强和 Fl 弱的特点,而受损或死亡的白细胞表现为 Fsc 弱和 Fl 强。

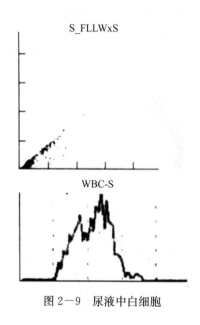

图 2－9　尿液中白细胞

③细菌:体积小但含有 DNA 和 RNA,所以前向散射光强度(FSC)较红细胞和白细胞弱,特别是球菌仅能被高灵敏细菌模式(H－Bacterial)检测到。荧光强度(Fl)较红细胞强,较白细胞弱,出现在 Fl－Fsc 及 Fscw－Fl 散点图中红细胞和白细胞之间的下方区域。由于死细菌的染色灵敏度较活细菌强,所以死亡细菌所产生的荧光强度较强。

④上皮细胞:上皮细胞种类较多且大小不等,并且都含有细胞核和线粒体,荧光强度较强,通常大的鳞状上皮细胞和移形上皮细胞分布在 Fscw 和 Flw 为参数的散点图左上角。

⑤管型:出现在 Fscw 和 Flw 散点图中,透明管型由于管型体积大但无内容物,有极强的前向散射光脉冲宽度(Fscw)和微弱的前向荧光脉冲宽度(Flw);出现在第二个散射图的中下区域。病理管型体积与透明管型相似,但因有白细胞、上皮细胞等含线粒体和细胞核的内容物,有极高的 Fscw 和 Flw,荧光信号强。出现在第二个散射图的中上区域,仪器根据荧光强度和脉冲宽度可识别透明管型和病理管型,并报告具体数量。由于管型的种类较多且形态各异,仪器难以分辨管型的性质,只能区分出透明管型和病理管型。此外、黏液丝、棉毛、麻纤维

等类管型异物可引起假阳性;有些管型短而小,易被仪器漏检而产生假阴性结果。

⑥真菌和精子:分布在Fl-Fsc散点图中,真菌和精子细胞都含有核酸(RNA和DNA),具有很高的荧光强度(Fl),因为二者的前向散射光强度(Fsc)与红细胞和白细胞相差不多,故分布区域位于红细胞、白细胞之间。精子比酵母菌染色更灵敏,酵母菌的前向散射光脉冲宽度(Fscw)小于精子细胞脉冲宽度,借此区别酵母细胞和精子细胞。但在低浓度时,区分精子细胞与酵母细胞有一定的难度。而在高浓度时,真菌的Fsc与红细胞相似,分布在Fl-Fsc散点图中。这部分酵母菌会对红细胞计数产生干扰。

⑦结晶:分布在散点图Fsc和Fl的红细胞区域,结晶在染色过程中不着色,其Fl较红细胞更低。由于结晶的多样性,前向散射光强度(Fsc)随结晶的大小相应变化,其散射光强度分布很宽。草酸钙的分布区域在贴近Y轴的Fsc、Fl散点图中;尿酸盐结晶在散点图中的分布与红细胞散点有重叠。结晶的中心分布不稳定,以此区分红细胞和结晶。需要注意的是当尿酸盐浓度增高时,部分结晶会对红细胞计数产生干扰。此外,仪器不能准确区分各种结晶,当仪器显示有结晶标记时,应按尿沉渣手工检查方法离心尿液,显微镜下仔细观察是何种结晶。

(4)导电率:导电率代表总粒子中带电荷的部分,尿渗量代表溶液中溶质的质点数量。因此导电率与反映尿液中粒子总数量的尿渗量既相关又有差别,例如尿糖时因葡萄糖非电解质不带电荷,尿渗量高而电导率无相应增加。

(5)其他信息:除以上信息外,仪器还提供非溶血性红细胞数量和百分率(Non-lysed RBC,Non-lysed RBC%)、红细胞平均荧光强度(RBC-MFl)、红细胞平均散射光强度(RBC-MFsc)和红细胞荧光强度分布宽度标准差(RBC-Fl-DWSD)、白细胞平均前向散射光强度(WBC-MFsc)、尿沉渣总颗粒数、细菌总颗粒数等信息。

4.临床意义

(1)红细胞:尿液红细胞数量及红细胞与白细胞的比例有助于血尿相关疾病的诊断和鉴别诊断;观测红细胞数量的动态变化有助于疗效观察和预后判断;红细胞形态信息对鉴别血尿的来源具有重要价值,非均一性血尿可作为肾小球源性血尿的重要依据。但应注意排除如下影响因素:①结晶、细菌、真菌增多时,其参数结果与红细胞参数相重叠,可误计为红细胞,以草酸钙结晶最常见。②如血尿同时存在菌尿、尿渗量过高或过低、尿液过酸或过碱以及放置时间过长等情况时,非均一性血尿可能是由于上述原因所致。

(2)白细胞:观察尿液中白细胞数量有助于泌尿系统感染等疾病的诊断,其数量的动态变化有助于疗效观察;仪器提示的白细胞高活性和低活性的不同比例有助于急慢性感染以及恢复期的判断。需注意大量上皮细胞、真菌、滴虫、脂肪滴等可使尿液白细胞计数不同程度地增高。

(3)细菌:尿液白细胞增多伴随大量细菌通常提示泌尿系统感染,将白细胞和细菌的检测信息进行综合分析对诊断泌尿系统感染有重要价值。对是否需要细菌培养也有一定的筛选作用。仪器对细菌有较好的分辨率及较高的精度,可检测出微小细菌如大肠埃希菌等,对是否需要细菌培养有一定的筛选作用。

(4)上皮细胞:少量鳞状上皮细胞和移行上皮细胞可见于正常人尿液,但当这两种细胞增多,或前两细胞增多并可见小圆上皮细胞时,提示存在泌尿系统炎症。尿沉渣分析仪能报告上皮细胞的定量结果,并标示小圆上皮细胞。小圆上皮细胞包括肾小管上皮细胞、中层和底层移行上皮细胞。这些细胞的大小与白细胞相近、形态较圆,因这些细胞散射光、荧光及电阻抗的信号变化较大,仪器不能准确区分是哪一类细胞。但这类上皮细胞多为病理性的,当仪器提示这类细胞达到一定数量时,应按尿沉渣手工检查方法离心尿液,显微镜镜检进行准确分类。需注意当尿液中有大量白细胞、滴虫等时,因检测参数与上皮细胞重叠,可导致上皮细胞计数显著增高。

(5)管型:极少量透明管型可见于正常人尿液,若大量出现提示肾实质损害。需注意仪器只起过筛作用,筛检出透明管型和病理管型的存在,当仪器提示有病理性管型时,需按尿沉渣手工检查方法离心尿液显微镜确认是哪一类管型。

(6)导电率:对糖尿病、尿崩症的鉴别诊断有重要价值。此外,尿液长期高导电率者,可能存在大量易形成结石的电解质,应警惕结石的发生。

各检测参数分布区域及特性见表2—36。

表2—36 各检测参数分布区域及特性

参数	散点图分布区域	特性
红细胞	红细胞区域接近Fl轴	Fl值低,分布差异大,由此可分为均一,非均一红细胞
白细胞	Fl和Fsc散点图的正中央	根据FSC和Fl的强弱特点可区分存活、受损或死亡的白细胞
细菌	Fsc、Fl散点图中红细胞和白细胞之间的下方区域	前向散射光比红细胞、白细胞多,荧光强度比红细胞强
上皮细胞	Fscw和Flw的左上角(主要为大鳞状上皮细胞和移形细胞)	荧光强度较强
管型	Fsw和Flw	借助荧光强度和脉冲宽度可检测管型及区分透明管型和病理管型
真菌和精子	Fl—Fsc	二者荧光强度都较强,高浓度酵母颗粒会对红细胞计数产生干扰
结晶	Fsc和Fl的红细胞区域	前向散射光分布较宽,高浓度的尿酸盐对红细胞计数有干扰

5.方法学评价

(1)优点:快速、采集的信息量大,当检测标本体积为$9.0\mu l$时,相当于显微镜检测50个高倍视野,检测总粒子范围为0~40000。操作简便、尿液中常见的有形成分都有相应的参数,将定量结果和相应的散点图、直方图进行综合分析,可提高对疾病的诊断水平,能对临床提供更为准确的尿有形成分信息。

(2)缺陷:不能对各种有形成分进行形态的准确辨认,形态、大小相近的各种不同的有形成分可能会因在分布区域的重叠或计数的错误导致假阴性或假阳性结果。

影像式尿沉渣分析仪和流式细胞术沉渣分析仪都具备以下共同优势:①不需要离心尿液,可自动进样,污染小。②简便快速、每小时可检测40~100个标本,一次检测可报告多个参数,可定量,方便动态观察。③方法程序统一,易于标准化和质量控制。④采集的信息量大,计数每份标本的细胞数量明显高于手工显微镜检验,并能避免人工镜检个体差异所产生的误差。具有手工操作无法比拟的重复精度。两种方法又都有各自的特点,详见表2—37。

表2－37 影像式尿沉渣分析仪和流式细胞术尿沉渣分析仪特点比较

	影像式尿沉渣分析仪	流式细胞术尿沉渣分析仪
原理	流式细胞技术＋粒子成像分析技术 计算机图像分析，形态识别软件自动识别和分类有形成分的影像并计量	流式细胞技术＋电阻抗技术 根据荧光强度、散射光强度和散射光脉冲宽度及电阻抗信号形成各有形成分的散点图、直方图并计量
检测参数	红细胞、白细胞、白细胞簇、透明管型、非分类管型、鳞状上皮细胞、非鳞状上皮细胞、细菌、酵母样菌、结晶体、黏液丝和精子	红细胞、白细胞、上皮细胞、小圆细胞、透明管型、病理管型、细菌、类酵母菌细胞、结晶、黏液丝、精子、导电率、尿沉渣总颗粒数、细菌总颗粒数
优势	可在荧光屏上直观地对各种有形成分进行分析观察和识别	可依据散点图、直方图等信息区别均一性红细胞和非均一性红细胞
缺陷	①尿液过酸、过碱或高低渗以及挤压等情况致细胞变形时，容易产生误认或漏检，不同结晶难以准确辨认，一些结晶和真菌容易被误认为红细胞。②需在显示屏上人工区分不同类别的颗粒，对难以确定的有形成分需人工显微镜检查确认	①假阳性率较高，不能鉴别异常细胞，难以确定的有形成分仍需离心后显微镜确认 ②大量细菌、酵母菌可干扰计数，容易漏检影形红细胞 ③不能明确病理管型的分类

目前，临床常用的自动化尿沉渣分析仪，不论是影像式尿沉渣分析仪还是流式细胞术尿沉渣分析仪通常都与尿干化学分析仪共同组成一个分析系统。因为由于方法学的不同，自动化尿沉渣分析仪和尿干化学分析仪分别具备不同的技术特点：①尿干化学分析仪可检测尿液的比重、酸碱度、酮体、葡萄糖等理化内容并且较为准确；尿沉渣分析仪对尿液红、白细胞的检测较为准确，还可检测管型、结晶、精子及上皮细胞等更多的尿液有形成分并可定量。②干化学法检测白细胞实际是检测中性粒细胞。当尿液中所含的白细胞是淋巴细胞和单核细胞时则为阴性。尿沉渣分析仪可对尿液中所有的白细胞进行检测，弥补了尿液干化学法只对粒细胞反应，而与淋巴细胞和单核细胞不反应的不足。③尿液沉渣分析仪不仅能检出不含硝酸盐还原酶的细菌，而且能对细菌含量进行定量。④干化学法隐血检查结果与尿液沉渣分析仪红细胞散点图和直方图以及计数结果综合分析，可判断出血状况和性质。

尿沉渣分析仪与尿液干化学分析仪联合检测可以发挥各自的优势和相互弥补不足，提高检测的准确性。其报告单为尿沉渣分析参数检验和干化学分析参数检验以及人工显微镜检查结果的整合，能够为临床提供更为完整的尿液分析信息。

6.质量保证

(1)分析前：①患者留取尿液准备和收集保存尿液标本要求同尿液一般检查部分。②依据制定的 SOP 文件按规定进行仪器的保养、校准和性能验证。③检查仪器是否处于正常工作状态，每日开机必须进行室内质控，质控合格方可开始患者的标本检测。

(2)分析中：①核对与样本相关的各种信息，及时准确上样。②当仪器出现复查信号时，如计数、分类、电导率异常，提示检测结果可信度低。需检查排除干扰因素。③仪器操作人员必须熟悉各检测参数的干扰因素，尽可能给予排除或识别可疑、假阴性、假阳性结果并通过手工复检纠正。

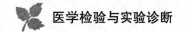

（3）分析后：①再次核对各相关信息是否正确录入。②注意干化学检查与尿沉渣检查结果之间的关联性，两种检查是否存在相互矛盾的结果，复核确认检验结果。③当临床诊断和检验结果不相符合时，需复查有疑问的标本，必要时重新采集标本检验，并与临床进行沟通。

第三章　粪便检验

粪便(feces,stool),是食物在体内被消化吸收营养成分后剩余的产物。食物经食管蠕动进入胃,与胃液成分混合形成半液体状的食糜,胃消化过程中不断的蠕动和幽门的作用下,酸性食糜送进十二指肠和小肠内。小肠是消化食物的主要场所,小肠内有胰腺分泌的胰蛋白酶、胰淀粉酶、脂肪酶以及胆囊分泌的胆汁等物质,在这些物质的作用下,食糜和小肠黏膜充分接触以促进消化和吸收。剩余的食物残渣进入大肠,当水分和电解质被大肠吸收后,最终形成粪便。

粪便成分主要如下:①未被消化的食物残渣,如淀粉颗粒、肉类纤维、植物细胞、植物纤维等。②已被消化但未被吸收的食糜。③消化道分泌物,如胆色素、酶、黏液和无机盐等。④分解产物如靛基质、粪臭素、脂肪酸和气体。⑤肠壁脱落的上皮细胞。⑥细菌,如大肠埃希菌和肠球菌等。

在病理情况下,粪便中可见血液、脓液、寄生虫及其虫卵、包囊体、致病菌、胆石或胰石等。

粪便检查主要用于协助诊断消化道疾病。如:①肠道感染性疾病:了解消化道有无炎症。②肠道寄生虫感染:粪便检查找到寄生虫或其虫卵即可确诊。③消化道出血鉴别与肿瘤筛检,如隐血试验持续阳性提示有恶性肿瘤。④了解胃肠道消化、吸收功能:根据粪便的性状组成,间接地判断胃肠、胰腺、肝胆系统的功能状况。⑤黄疸的鉴别诊断:根据粪便的外观、颜色、粪胆色素测定,有助于判断黄疸的类型。

第一节　粪便标本的收集与送检

粪便标本的采集直接影响检验结果的准确性,应根据不同的检查目的分别使用不同的采集方法。

一、标本采集

粪便检验标本采集及送检正确与否,直接影响检验结果的准确性。如便盆或坐厕中的粪便常混有尿液、消毒剂及污水等,可破坏粪便的有形成分;灌肠或服油类泻剂的粪便因过稀且混有油滴等,影响检验结果,不适宜做检验标本。无粪便排出而又必须检验时,可采取经直肠指诊或采便管拭取标本。

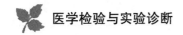

（一）常规检查标本

常规检查包括外观和显微镜检查,应采取的新鲜标本,选取异常成分的粪便,如含有黏液、脓、血等病变成分;外观无异常的粪便必须从表面、深处及粪端多处取材,取 3～5g 粪便送检。

（二）寄生虫检查标本

寄生虫检查采集粪便标本的要求见表 3-1。

表 3-1　寄生虫检查粪便标本采集要求

项目	评价
阿米巴滋养体	从粪便脓血和稀软部分取材,立即送检;运送及检查时均需保温,保持滋养体活力以利检出
血吸虫孵化毛蚴	标本至少 30g,必要时取全份标本送检;如查寄生虫虫体及作虫卵计数时,应采集 24 小时粪便
蛲虫卵	用浸泡生理盐水的棉签或透明薄膜拭子于晚 12 时或晨排便前,自肛门皱襞处拭取粪便送检
连续送检	原虫和某些蠕虫有周期性排卵现象,未查到寄生虫和虫卵时,应连续送检 3 天,以免漏诊

（三）化学法隐血试验

应于试验前 3 日禁食肉类、含动物血和某些蔬菜等食物,并禁服铁剂及维生素 C 等可能干扰试验的药物。

（四）粪胆原定量试验

应连续收集 3 天的粪便,每日将粪便混匀称重后取出约 20g 送检。

（五）无粪便排出而又必须检查时,可经直肠指诊(digital examination of rectum)或采便管拭取标本。

标本送检,粪便标本装入专用的标本容器里送检。粪便标本容器要求清洁、干燥、有盖,无吸水和渗漏。细菌学检查时,粪便标本应采集于无菌、有盖的容器内送检。

二、标本处理

粪便检验后,应将粪便和塑料标本容器投入焚化炉中烧毁;搪瓷容器、载玻片等应浸泡于消毒液中(如 0.5％过氧化乙酸、消佳净或苯扎溴铵等)24 小时后弃消毒液,再煮沸后流水冲洗、晾干或烘干备用。

第二节　粪便一般检验

一、外观

（一）量

正常人粪便量随食物种类、食量及消化器官的功能状态而异。一般健康成人,每日排便多为 1 次,每次排便量约为 100～250g(干重 25～50g)。当胃肠、胰腺有炎症时或功能紊乱时,粪便的量和次数均有不同程度增多。

（二）性状

正常人粪便常为软便或成形便。排便形状，粪便的形状、硬度与粗细，常与进食的食物种类有关。粪便性状和临床意义见表3－2。

表3－2 粪便性状临床意义

性状	临床意义
黏液便	肠壁受刺激、直肠炎、痉挛性便秘、黏液性肠炎、情绪激动等
脓血便	结肠癌、慢性溃疡性结肠炎、急性血吸虫病、肠结核、细菌性痢疾（以黏液及脓细胞为主）
脓血便呈暗红色,稀果酱样,有特殊的腥味	阿米巴痢疾（以红细胞为主）
鲜血便	结肠癌、直肠息肉、肛裂及痔疮
溏便呈粥样且内含物粗糙	消化不良、慢性胃炎、胃窦潴留等
胨状便	过敏性肠炎和慢性菌痢
稀糊状稀汁样便	伪膜性肠炎、艾滋病伴发肠道隐孢子虫感染
洗肉水样便	副溶血性弧菌食物中毒
红豆汤样便	出血性小肠炎
米泔样便呈白色淘米水样	重症霍乱、副霍乱
细条、扁片状	食入矿物油、结肠紧张亢进、直肠和肛门狭窄（常提示有肿物存在）
粗棒状、球状	便秘,儿童患者可能为巨结肠症
干结便	习惯性便秘多见于老年人
乳凝块	婴儿消化不良、婴儿腹泻

（三）颜色

正常人粪便,因含粪胆素而呈黄褐色。婴儿粪便,因含未转变的胆红素而呈黄绿色或金黄色糊状。粪便颜色常受食物、药物和病变等因素的影响。

1.淡黄色 见于乳儿便、服用大黄、山道年等。在病理情况下,可因粪便中胆红素未被氧化而呈现黄色。

2.绿色 见于食用大量绿色蔬菜、甘汞,婴儿肠炎等;肠蠕动极度加速:胆绿素来不及转变为粪胆素时,粪便已排出,此时粪便可呈绿色。

3.白色或灰白色 见于胃肠检查服用硫酸钡后、胆道阻塞（无胆汁排出,粪便内缺乏粪胆素）、少数结核病或胰腺病、过量脂肪、服用大量金霉素者等。

4.红色 因下消化道出血所致。见于直肠癌、肛裂、痔疮出血等,或食用番茄、红辣椒、西瓜等食物后。

5.果酱色 粪便稀糊状、色似果酱。见于阿米巴痢疾、肠套叠;食用大量咖啡、可可、樱桃、桑葚、巧克力等。

6.黑色或柏油色(tarry color) 见于上消化道出血。上消化道出血时,红细胞被胃肠液消化破坏,释放血红蛋白并进一步降解为血红素、卟啉和铁等产物,在肠道细菌的作用下,铁与肠内产生的硫化物结合成硫化铁。上消化道出血在60ml以上时,红细胞被胃酸破坏,形成氧化血红蛋白,在肠道内与硫化物结合形成硫化铁,粪便即可呈黑红色或黑褐色,出现柏油样便,粪便质软而富有光泽,宛如柏油。如见患者柏油样便、且持续2～3天,说明出血量不少于500ml。当上消化道持续大出血时,排便次数可增多,粪便稀薄;因出血量多,血红素铁不能完全与硫化物结合,加之血液在肠腔内推进快,粪便可由柏油色转为暗红色;见于溃疡病出血、食管静脉曲张破裂及消化道肿瘤。粪便虽呈黑色但无光泽,见于服用铁剂、活性炭等药物,或进食动物血及肝脏后。

(四)寄生虫

粪便中,如存在虫体较大的肠道寄生蠕虫如蛔虫、蛲虫、绦虫等或其片段时,肉眼即可分辨;注意,钩虫虫体须将粪便筛洗后才可见。

(五)结石

粪便中可见到的结石有胆石、粪石、肠结石、胰石等。最重要且最多见的是胆石。应用排石药物或碎石术之后,肉眼可见到较大结石,而结石较小时,需将粪便筛洗后仔细查找才能发现。服用橄榄油时,粪便中可见圆形、黄豆形脂质或皂化物质,易被误认为结石,应注意鉴别。粪便结石的特征见表3-3。

表3-3　粪便结石的特征

粪便结石	特征
胆结石	呈片状或细粒状。通过肠道或消化的作用,被分解用有机溶剂(如氯仿等)可使其溶解
胰脏结石	较少见,在有机溶液剂中被溶解
肠结石	在植物性食品中多见,可与植物纤维为中心而形成结石;也可由磷酸盐及肠道的废物等形成层状、排列整齐

(六)气味

生理性气味　粪便的臭味与进食的种类、疾病的性质有关。正常粪便因蛋白质的分解产物如吲哚、粪臭素、硫醇、硫化氢、氨、靛基质等而产生臭味。粪便臭味,肉食者的强烈,素食者的较轻。

二、显微镜检查

粪便显微镜检查是临床检验的常规项目。通过显微镜观察,可以明确粪便中有无病理成分,如各种细胞增多、寄生虫卵、异常细菌、真菌、原虫、食物残渣增多等,有助于消化道疾病和肠寄生虫病诊断与治疗。挑取含黏液、脓、血部分的粪便或从成形便表面、深处及多处取材,加生理盐水混匀,制成涂片镜检。

(一)细胞

1.白细胞(脓细胞)　粪便中的白细胞常见中性粒细胞,形态完整者与血液中的粒细胞无差别。病理情况下,中性粒细胞呈灰白色、胞体肿胀、坏死、破碎、结构不完整、胞质内充满细小的颗粒、核不清楚的中性粒细胞(即脓细胞),常成堆出现(图3-1)。

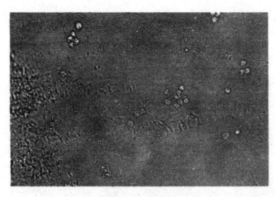

图 3—1 白细胞

正常粪便：无或偶见白细胞。肠炎时，白细胞分散存在，一般小于 15 个/HP；粪便可见大量白细胞或成堆出现的脓细胞，以及吞噬异物的小吞噬细胞，见于细菌性痢疾、溃疡性结肠炎；粪便涂片、染色，见较多的嗜酸性粒细胞，可伴有夏科－莱登结晶，见于肠易激综合征、肠道寄生虫病(尤其是钩虫病及阿米巴痢疾)。

2.红细胞　粪便中的红细胞呈草绿色、略有折光性的圆盘状，有时可因粪便 pH 影响，而呈皱缩状(图 3—2)。

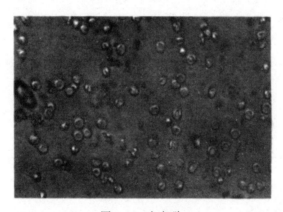

图 3—2 红细胞

正常粪便无红细胞。上消化道出血时，由于胃液的消化作用，红细胞已被破坏，粪便中难以见到。下消化道炎症或出血时可出现数量不等的红细胞，如痢疾、溃疡性结肠炎、结肠癌、直肠息肉、痔疮、急性血吸虫病等。消化道疾病时由于炎症损伤出血，白细胞、红细胞可以同时存在，细菌性痢疾时红细胞少于白细胞，多分散存在且形态正常；阿米巴痢疾者红细胞多于白细胞，多粘连成堆存在并有残碎现象。

3.大吞噬细胞　大吞噬细胞，即巨噬细胞(macrophage)，由血循环中的单核细胞进入组织演变而来。其形态特点：胞体大，直径一般 $20\mu m$ 以上，呈圆形、卵圆形或不规则形，胞核 1～2 个，大小不等，常偏于一侧，内外质界限不清；常含有吞噬的颗粒、细胞碎屑或较大的异物，如有时可见含有红细胞、白细胞、细菌等；可散在分布或成群出现，细胞多有不同程度的退化变性现象(图3—3)。

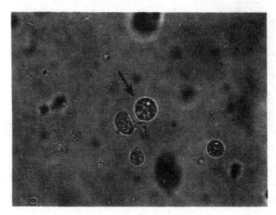

图3—3　吞噬细胞

正常粪便：无大吞噬细胞。粪便中出现吞噬细胞，见于急性细菌性痢疾、急性出血性肠炎，偶见于溃疡性肠炎。

4. 上皮细胞　粪便中的上皮细胞为肠黏膜上皮细胞。整个小肠、大肠黏膜的上皮细胞均为柱状上皮，直肠段被覆上皮细胞为复层鳞状上皮。其形态：呈卵圆形或短柱状，两端钝圆，细胞较厚，结构模糊，夹杂于白细胞之间。

正常粪便：柱状上皮细胞甚少见(少量脱落的柱状上皮细胞已破坏)。柱状上皮细胞增多，见于结肠炎症、伪膜性肠炎。

5. 报告方式(表3—4)。

表3—4　粪便镜检细胞成分报告方式

10个高倍镜视野所见	报告方式(细胞数/HPF)
只见1个	偶见
有的视野不见，有的视野最多可见2~3个	0~3
每个视野最少见到5个，最多见到10个	5~10(＋)
每个视野都在20以上	20~40(＋＋)
每个视野中细胞满视野，难以计数	满视野(＋＋＋~＋＋＋＋)

(二)食物残渣

在正常粪便中，食物残渣均系已充分消化后的无定形细小颗粒。未经充分消化的食物残渣常见的有以下几种：

1. 脂肪　用苏丹Ⅲ染色(Sudan Ⅲ stain)可将粪便中的脂肪区分成3种：中性脂肪、游离脂肪酸和结合脂肪酸(表3—5)。

表3-5 3种脂肪的特征

	苏丹Ⅲ染色	性状和特性
中性脂肪	朱红色或橘红色	呈大小不一、圆形、折光性强的小球状
游离脂肪酸	片状者为橘黄色,而针束状者不着色。	呈片状、针束状结晶,加热熔化
结合脂肪酸	不被苏丹Ⅲ染色	呈黄色、不规则块状或片状。脂肪酸与钙、镁等结合形成的不溶性物质,加热不溶解。

粪便含有脂肪时,常有量多,呈泡沫状、灰白色、有光泽,恶臭等特点,显微镜检时有较多的脂肪小滴。

正常粪便:①成人:脂肪含量在2％～5％范围内。②婴、乳儿:比成人排出量高30％～50％。脂肪颗粒:粪便涂片(18mm×18mm)不超过10个。

正常成人摄入的脂肪95％以上被吸收。当消化道疾病时,可因缺乏脂肪酶而使脂肪水解不全,脂肪的消化吸收障碍,粪便中的脂肪增多。①脂肪泻(脂肪排泄量>6g/d):提示胰腺功能不全和脂肪吸收障碍;可见于急、慢性胰腺炎、胰头癌、吸收不良综合征、儿童腹泻、阻塞性黄疸等以及蓝氏贾第鞭毛虫感染。②慢性胰腺炎:可排出特征性的粪便,如量多、呈泡沫状、灰白色、有光泽、恶臭,镜检可见脂肪小滴较多。

2.淀粉颗粒　外形为圆形、椭圆形或多角形颗粒,大小不等,在盐水涂片中一般可见同心形的折光条纹,无色,具有一定折光性,滴加碘液后呈黑蓝色,若部分水解为红糊精者则呈棕红色。

正常粪便:偶见淀粉颗粒。粪便中出现大量淀粉颗粒常见于消化功能不良、腹泻、慢性胰腺炎、胰腺功能不全等,在碳水化合物消化不良时,可引起发酵,粪便中可见大量的小气泡,并常伴有较多的脂肪小滴和肌肉纤维,还可有嗜碘性的细菌或酵母菌。

3.肌肉纤维　为淡黄色条状、片状、有纤细的横纹,如加入伊红可染成红色。

日常食用的肉类主要是动物的横纹肌,经蛋白酶消化分解后大部分消失。在病理情况下,肠蠕动亢进、腹泻或蛋白质消化不良时可增多。当胰腺外分泌功能减退时,不但肌肉纤维增多,而且其纵横纹均易见,甚至可见到细胞核,提示胰腺功能严重不全。

4.结缔组织与弹性纤维　为无色或微黄色束状边缘不清晰的线条状物,加入30％乙酸后,结缔组织膨胀呈胶状,而弹性纤维的丝状形态更为清晰。

正常粪便中可见到少量的结缔组织和弹力纤维,增多可见于胃蛋白酶缺乏症、腹泻等。

5.植物细胞及植物纤维　其形态如螺旋式小管或蜂窝状植物组织,可见形态繁多的植物细胞,有圆形、长圆形、多角形,甚至可见双层细胞壁,细胞内有叶绿素小体,须注意与虫卵鉴别;有的有细长植物毛、有强折光性、一端呈尖形的管状物,中心有贯通两端的管腔。植物细胞及植物纤维增多时,见于胃蛋白酶缺乏症、肠蠕动亢进、腹泻等。

(三)结晶

在显微镜下夏科-莱登结晶(Charcot Leyden crystal),其形态为无色透明的菱形,两端尖长,大小不等,折光性强,棕黄色斜方形结晶。

正常粪便可见少量磷酸盐、草酸钙等结晶，无夏科-莱登结晶。

病理情况下粪便中可出现夏科-莱登结晶，主要见于阿米巴痢疾、钩虫病及过敏性肠炎，并可同时见到嗜酸性粒细胞。如出现菱形血晶，见于胃肠道出血，此结晶不溶于氢氧化钾溶液，遇硝酸呈蓝色。

（四）微生物学检查

1. 正常菌群　粪便中细菌较多，约占干重的 1/3，大部分为正常菌群。成人粪便中细菌包括大肠埃希菌、厌氧杆菌、肠球菌等，约占 80%；产气杆菌、变形杆菌、铜绿假单胞菌等多为过路菌，不超过 10%。婴儿粪便中主要为双歧杆菌、拟杆菌、葡萄球菌和肠杆菌等。

正常人粪便中菌量和菌谱处于相对稳定状态，保持着细菌与宿主间的生态平衡。若正常菌群减低甚至消失，临床上称为肠道菌群失调症（dysbacteriosis）。正常粪便中球菌（革兰染色阳性菌）和杆菌（革兰染色阴性菌）的比例大致为 1∶10。长期使用广谱抗生素、免疫抑制剂及慢性消耗性疾病的患者，可导致粪便中的球菌与杆菌比值改变。若革兰阴性杆菌严重减低，而葡萄球菌或真菌等明显增多，常提示有肠道菌群紊乱或发生二重感染，导致发生伪膜性肠炎，其粪便多呈稀汁样，量很大，涂片作革兰染色常见菌群为革兰染色阳性葡萄球菌，其次为假丝酵母菌属。

2. 霍乱弧菌　可用粪便悬滴法检查和涂片染色检查，取患者米泔样粪便制成悬滴（压滴）标本，高倍镜或暗视野下可见呈鱼群穿梭样运动活泼的弧菌，用霍乱弧菌抗血清作悬滴检查，即做制动试验时，可见最初运动活泼的细菌已停止运动并产生凝聚（呈阳性反应）。涂片革兰染色及稀释石炭酸复红染色后，油浸镜观察可见到革兰染色阴性的红色鱼群样排列，呈逗点状或香蕉样形态的弧菌。

霍乱弧菌（Vibrio cholerae）肠毒素具有极强的致病力，主要是促进小肠黏膜细胞的分泌功能，造成肠液大量分泌，引起呕吐和腹泻，导致患者严重脱水，患者出现水电解质平衡紊乱而死亡。

3. 真菌　常为圆形或卵圆形，因芽生增殖呈出芽或短链状。粪便中的真菌可分为普通酵母菌、人体酵母菌、假丝酵母菌（念珠菌）。

普通酵母菌，是一种环境中常见的真菌。人体酵母菌为一种寄生于人体中的真菌，正常粪便中常可见到，这两种酵母菌出现一般无临床意义，也可在腹泻的粪便中出现。

假丝酵母菌，正常粪便中极少见，粪便中见到此菌时应首先排除是否由容器污染而来，病理情况下出现的假丝酵母菌以白色假丝酵母菌最为多见，常见于长期使用广谱抗生素、激素、免疫抑制剂和放射治疗、化学治疗之后粪便中以及各种慢性消耗性疾病。

4. 病毒　粪便中查见的病毒为轮状病毒（rotavirus）和腺病毒（adenovirus）。该两种病毒可引起腹泻、呕吐，发热等。尤其是婴幼儿引起发病率较高，往往为暴发性流行。

（五）寄生虫卵和原虫检查

肠道寄生虫感染，粪便检查是最直接和最可靠的方法。肠道寄生虫类，包括蠕虫（helminth）和原虫（protozoa）。蠕虫卵有蛔虫卵、钩虫卵、鞭虫卵、蛲虫卵、华枝睾吸虫卵、血吸虫卵、姜片虫卵和带绦虫卵等；原虫有阿米巴原虫（Amoeba）及滋养体、包囊体，隐孢子虫及其包囊体、鞭毛虫和纤毛虫及包囊体等。

检查肠道寄生虫及其虫卵的方法,常将粪便直接生理盐水涂片或通过浓缩集卵涂片,根据蠕虫卵的形态特点,在显微镜下观察辨别出各种寄生虫卵、包囊体。或用免疫学的方法检测患者是否有某种虫体的抗体,间接判断相应的寄生虫的存在。

1.蠕虫寄生虫卵的检查　可分别采用直接涂片镜检法、集卵法(饱和盐水漂浮法、自然沉淀法、离心沉淀法等)。直接涂片镜检法简单、快捷,但阳性率不高;集卵法检出率较高,适用于检出各种虫卵;饱和盐水漂浮法尤其适合检出钩虫卵;离心沉淀法、自然沉淀集卵法,通过去除粪渣、洗涤沉淀后涂片镜检,可提高阳性率。

除华支睾吸虫需用高倍镜辨认外,其他均可经低倍镜检出。在识别寄生虫卵时应注意虫卵大小、色泽、形状,卵壳的厚薄、卵细胞等内部结构等特点认真观察予以鉴别,查钩虫卵、蛔虫卵及鞭虫卵,最少要观察 10 个低倍视野,以低倍镜所见虫卵的最低数和最高数报告。

2.肠寄生原虫的检查

(1)阿米巴原虫检查:可直接用生理盐水涂片检查滋养体,滋养体在有生理盐水的玻片上呈透明体,活动力强,伸出伪足,内质外质迅速流入,以致内外质不易分清,主要特征为内质含有被吞噬的红细胞等。检查包囊用碘染色,被染成淡黄绿色、有折光性囊壁薄而透明,成熟时较厚呈双层的结构,有 4 个核。

肠道阿米巴(intestinal ameba)主要包括溶组织内阿米巴、结肠内阿米巴等。溶组织内阿米巴可引起阿米巴痢疾,并可扩延至其他器官,如肝脏、腹腔、胸腔、脑组织等。

(2)隐孢子虫检查:隐孢子虫病的诊断主要靠从粪便中查出该虫卵囊。其形态:卵囊直径仅为 $4\sim7\mu m$,且透明反光,不易识别。需用比密 1.20 蔗糖水浓集法加以集中后于 600 倍放大条件下方可看到,换用 $1000\sim1500$ 倍放大后,可看到内部结构,有 4 个弯曲密选的子孢子及一个圆形或卵圆形的球状残体,通常用改良抗酸染色,在蓝绿色背景下可见玫瑰红的卵囊,卵囊内有子孢子及颗粒状残体;与酵母菌区别,酵母菌则染成绿色,用相差显微镜观察时效果更好。

隐孢子虫是广泛存在多种动物体内,是一种动物性传染病。其隐孢子寄生于小肠上皮细胞的微绒毛中引起人体感染,是一种条件感染性疾病。人体感染隐孢子虫后其临床表现因机体免疫状况而异,在免疫功能健全的人,主要为胃肠炎症状,呕吐、腹痛、腹泻,病程 $1\sim2$ 周可自愈;在免疫功能缺陷或 AIDS 患者则有发热、嗳气、呕吐,持续性腹泻,排稀汁样粪便,每日多达 70 多次,排水量每日达 $12\sim17L$,导致严重脱水、电解质紊乱和营养不良而死亡。

(3)鞭毛虫和纤毛虫检查:人体常见的鞭毛虫及纤毛虫有蓝氏贾第鞭毛虫、结肠小袋纤毛虫、人肠毛滴虫、肠内滴虫、迈氏唇鞭毛虫、中华内滴虫和脆弱双核阿米巴原虫等。粪便检查时除人肠毛滴虫和脆弱双核阿米巴原虫仅见到滋养体外,其他鞭毛虫、纤毛虫都可见到滋养体与包囊。

蓝氏贾第鞭毛虫包囊体寄生在小肠内(主要在十二指肠),可引起慢性腹泻、消瘦和营养吸收不良;亦可寄生于胆囊,可致胆囊炎。

结肠小袋纤毛虫寄生于结肠内,当滋养体侵入肠壁即可引起阿米巴样痢疾。

脆弱双核阿米巴原虫,可引起腹泻,易与白细胞混淆。

第三节　粪便化学检验

粪便的化学检查包括酸碱度反应、隐血试验、粪胆素、脂肪测定等。其中,隐血试验是最有临床价值的粪便的化学检查项目。

隐血是指消化道出血量很少(每日出血量<5ml),而且少量红细胞因被消化分解、肉眼见不到粪便颜色改变,并且粪便涂片显微镜检查也未能发现红细胞,这种肉眼及显微镜均不能证明的微量血液称为隐血。隐血试验(occult blood test,OBT)是指用化学或免疫学的方法证实微量血液的试验。

一、检测原理

1. 化学法　血红蛋白中含铁血红素具有类似过氧化物酶(peroxidase,POX)的作用,能分解过氧化物、催化色原物质氧化呈色。呈色的深浅反映了血红蛋白含量,即出血量的多少。

2. 免疫学法　免疫学方法较多,如免疫单向扩散法、对流免疫电泳、酶联免疫吸附试验、免疫斑点法、胶乳免疫化学凝聚法、放射免疫扩散法、反向间接血凝法等。目前,国内外多采用单克隆抗体免疫胶体金法(immunological colloidal gold),其原理:胶体金是由氯化金和枸橼酸合成的胶体物质,呈紫红色。胶体金与羊抗人血红蛋白单克隆抗体(羊抗人 Hb 单抗)和鼠 IgG 吸附在特制的乙酸纤维膜上,形成一种标记抗体的胶体金物质,再在试带的上端涂上包被羊抗人 Hb 多抗和羊抗鼠 IgG 抗体。检测时,将试带浸入粪悬液中,悬液通过层析作用,沿着试带上行。如粪便中含有 Hb,在上行过程中与胶体金标记羊抗人 Hb 单抗结合,待行至羊抗人 Hb 多抗体线时,形成金标记抗人 Hb 单抗－粪 Hb－羊抗人 Hb 多抗复合物,在试带上显现 1 条紫红色线(被检测标本阳性);试带上无关的金标记鼠 IgG 随粪悬液上行至羊抗鼠 IgG 处时,与之结合形成另一条紫红色线,为试剂质控对照线。

二、方法学评价

目前,国内外尚无统一公认的标准化方法。美国胃肠病学学会推荐愈创木酯化学法或免疫法。

1. 化学法方法较多,如邻联甲苯胺法、还原酚酞法、联苯胺法、匹拉米洞法、无色孔雀绿法、愈创木酯法等,区别在于使用不同色原性反应底物,其实验设计原理基本相同。

(1)灵敏度

①邻联甲苯胺法:最灵敏,检测出灵敏度可达 0.2～1mg/L 的血红蛋白。邻联甲苯胺法为 1983 年中华医学会全国临床检验方法学学术讨论会推荐的方法,但易出现假阳性结果。

②匹拉米洞法:为中度灵敏的试验,可检出 1～5mg/L 的血红蛋白,消化道有 5～10ml 出血即为阳性。隐血试验多选用中度灵敏的试验。

③愈创木酯法:可检出血红蛋白 6～10mg/L,此时消化道出血可达 20ml,灵敏度差,假阳性很少(受食物、药物摄入的影响因素少),特异性较高,如此法为阳性,可确诊消化道出血。

④试带法:目前国内外生产应用四甲基联苯胺和愈创木酯为显色基质检测隐血,虽较为

方便,但未能从根本上解决隐血试验方法学中的存在问题(如食物因素的干扰)。

(2)特异性和干扰因素

①动物性食物和生食蔬菜的影响:动物的血、肉中的血红素可使试验呈假阳性;蔬菜、水果具有植物过氧化物酶活性,也可以出现假阳性。

②药物的影响:患者服用大量维生素C或其他具有还原作用的药物,可使试验中的过氧化氢还原,不能再氧化色原物质,使隐血试验呈假阴性。

③细菌分解血红蛋白引起的假阴性:血液如在肠道停留过久,血红蛋白被细菌降解,血红素不复存在,则隐血试验出现假阴性。

④其他因素:由于粪便取材部位不同、标本反应时间不同、检验人员对显色判断标准掌握不同等,故在同一方法的试验中,亦可存在误差。

粪便隐血试验化学法的干扰因素与评价见表3-6。

表3-6　粪便隐血试验化学法的干扰因素与评价

因素	评价
标本因素	①假阴性:因粪便标本陈旧,血液在肠道停留过久,血红蛋白被细菌降解,血红素消失。②假阳性:粪便隐血来源于非消化道如齿龈出血、鼻出血、月经血等
食物因素	假阳性见于含血红蛋白的动物血,如鱼、肉、肝脏,含过氧化物酶的叶绿素新鲜蔬菜
药物因素	①假阳性:使用铁剂、铋剂,引起胃肠道出血药物如阿司匹林、皮质固醇、非类固醇抗炎药、引起肠炎药物、秋水仙素、萝芙木碱中药。②假阴性:服大量维生素C或其他具有还原作用药物
器材和试剂	①假阳性:器材污染铜离子、铁离子、消毒剂、溴、铁、硼酸、过氧化物酶。②假阴性:过氧化氢浓度低或过氧化氢失效、试剂保存温度和湿度不当(如冰冻、受光、受热和受潮等可失效)
操作过程	假阴性见于试验反应时间不足、显色判断不准。试验前在标本中加水减低灵敏度

2.免疫胶体法　目前,利用免疫学原理检测隐血的方法也较多,方法各有优缺点。采用免疫胶体金技术为主要方法,其方法优点较多。

(1)灵敏度:该法灵敏度高,一般血红蛋白为 $0.2\mu g/ml$(0.03mg Hb/g 粪便)即可阳性,且反应快速。

(2)特异性:免疫法隐血试验不受动物血干扰,如动物血血红蛋白在 500mg/L,辣根过氧化物在 200mg/L 时,对试验也无影响。单克隆抗体隐血试验对人隐血具有高度特异性。用单克隆抗体法检测食用新鲜蔬菜、铁剂、维生素C患者的粪便均为阴性;而愈创木酯法检测则均呈假阳性。

免疫胶体金性质比较稳定,并能呈现颜色,胶体金与单克隆抗体二者结合稳定性好,而且可作为定性和半定量测定试验。其操作简便,判断结果准确。

(3)后带(postzone)现象:为本法的缺点,当患者消化道大量出血时,粪便中的血红蛋白浓度过高时,则抗原抗体比例不合适,抗原(血红蛋白)过剩时,外观明显呈柏油样,而粪便隐血试验却为阴性反应,即假阴性。

(4)假阳性:主要由于灵敏过高造成的。正常生理情况下,胃肠道每日排出血液 0.5~1.5ml,大多数<2ml/24h。服用阿司匹林后可引起消化道出血 2~5ml/24h,使用高度敏感的

免疫胶体金法检查,可出现阳性结果。

粪便隐血试验免疫法干扰因素与评价见表3－7。

表3－7 粪便隐血试验免疫法的干扰因素与评价

因素	评价
生理因素	胃肠道每日排出血液0.5～1.5ml/24h。服用阿司匹林2.5g,即可引起消化道出血2～5ml/24h,免疫学检查法粪隐血可呈阳性
标本因素	假阴性见于消化道大量出血,粪便血红蛋白浓度过高,即抗原过剩时,见于上消化道出血。如血红蛋白经过肠道消化酶降解变性,丧失原有免疫原性或单克隆抗体与粪便血红蛋白抗原比例不合适
食物因素	各种动物血红蛋白(500mg/L)、辣根过氧化物酶(200mg/L)对免疫法无干扰,不必限制饮食
药物因素	单克隆抗体胶体金法具有特异性强、灵敏度高、检测简便等优点;但正常人或某些患者服用刺激胃肠道药物后可造成假阳性
器材和试剂	试剂盒保存不当、失效等出现假阴性
操作过程	直接使用低温保存(15℃以下)的标本试验,可出现假阴性

3.其他"隐血"试验方法

(1)转铁蛋白(transferrin,Tf)测定:伴随粪便隐血而具有良好抗原性、却不易降解的蛋白质,如转铁蛋白、肝触珠蛋白、清蛋白等。转铁蛋白测定方法灵敏度可达2mg/L。单独或联合检测粪便中Hb以外的其他血液成分,作为消化道出血的标志较为有效。转铁蛋白具有肠道出血的特异性和抗细菌分解的稳定性。转铁蛋白测定是检测消化道出血的良好指标。联合检测Tf和Hb有助于筛检早期大肠癌。

(2)血红蛋白荧光测定法:采用卟啉荧光定量血红蛋白试验(Hemo－Quant test,HQT),以热草酸为试剂,使血红素变为原卟啉进行荧光检测,除可测定粪便中未降解的血红蛋白外,还可测定血红素衍化物卟啉,从而克服了受血红蛋白降解而影响检测结果的缺点,对上、下消化道出血同样敏感。但仍受外源性血红素、卟啉类物质干扰,且方法较复杂,而未能推广。

三、质量保证

1.化学法 避免食物因素引起的假阳性及假阴性,患者试验3天前,应禁食影响试验的肉类、有关蔬菜和暂停服用相关的药物。

2.免疫学 胶体金法试剂检出线性要宽,防止反应体系中抗原过剩出现后带现象;必要时需将原已稀释的粪便再稀释50～100倍,重做试验或用化学法复检。特别要防止假阳性,应密切结合临床,正确判断。

3.及时送检 标本采集后应于1小时内检查完毕。

4.保证试剂质量 避免试剂失效造成假阴性。

5.应做阴性和阳性对照试验。

四、参考区间

阴性。

五、临床意义

粪便隐血试验主要用于消化道出血、消化道肿瘤的筛检和鉴别,有重要的临床意义。

1.隐血试验阳性　见于消化道出血、药物致胃黏膜损伤(如服用阿司匹林、吲哚美辛、糖皮质激素等)、肠结核、克罗恩病、胃病(胃溃疡、各种胃炎)、溃疡性结肠炎、结肠息肉、钩虫病及肾综合征出血热、消化道恶性肿瘤等。

2.消化性溃疡与肿瘤出血的鉴别　隐血试验对消化道溃疡的阳性诊断率为40%~70%,呈间断性阳性;治疗后,当粪便外观正常时,隐血试验阳性仍可持续5~7天,如出血完全停止,隐血试验即可转阴。隐血试验对消化道恶性肿瘤的诊断阳性率早期为20%,晚期可达95%,且呈持续性阳性。

3.消化道恶性肿瘤(大肠癌、胃癌等)诊断的筛检指标　对消化道肿瘤(如大肠癌早期)检查,缺乏较好的检查手段。在消化道肿瘤检查中,粪便隐血检查具有十分重要的意义。

(1)大肠癌:这是常见的恶性肿瘤,早期大肠癌病灶仅限于黏膜层或黏膜下层时,往往无症状,粪便中带有微量的出血是早期诊断大肠癌唯一可查出的异常指标。

(2)胃癌:这是最常见的恶性肿瘤。粪便隐血试验常呈持续性阳性,对早期胃癌诊断有重要的价值。将隐血试验可作为胃癌筛检的首选方法,对50岁以上的无症状者,每年做1次粪便隐血试验,早期能够发现消化道恶性肿瘤。

(3)假阳性问题:OBT作消化恶性肿瘤的筛检试验,其特异性不可能达到100%,因而也造成由广泛使用OBT筛检消化道肿瘤、被判为"阳性结果"的正常人,可能需要进一步作内镜等(结肠镜等)检查,后者引起的检查危险性和费用问题也可能造成医疗资源浪费。因此,OBT作为筛检消化道肿瘤的试验,应结合筛检对象的年龄和临床其他表现,具体分析和权衡决定是否进行进一步检查的必要。

参考文献

[1]许文荣,王建中.临床血液学检验[M].北京:人民卫生出版社,2011.

[2]张淑贞,李雪宏,欧丽丽.尿液有形成分分析仪的红细胞研究参数及其信息对血尿来源诊断的应用[J].检验医学与临床,2012(12):1417－1419.

[3]王长奇.临床检验与输血诊疗手册[M].长沙:中南大学出版社,2010.

[4]赵静峰.血液检验在贫血鉴别诊断中的作用[J].齐齐哈尔医学院学报,2013(11):1658－1659.

[5]乔中东.分子生物学[M].北京:军事医学科学出版社,2012.

[6]陈江,逯心敏,胡伟,郭渝.羊水细胞处理方法对ABO血型基因鉴定的影响[J]国际检验医学杂志,2014(04):146－147＋151.

[7]段满乐.生物化学检验[M].北京:人民卫生出版社,2010.

[8]王春霞,张轶华.急性脑梗死患者血清同型半胱氨酸、尿酸及血脂水平的变化[J].检验医学,2015(03):303－304.

[9]王晓春.临床分子生物学检验试验指导(第三版)[M].北京:人民卫生出版社,2012.

[10]张国英,夏学红.微生物标本培养前涂片革兰染色镜检的临床意义[J].检验医学,2015(03):258－260.

[11]曾朝芳,余蓉.医学检验仪器学[M].武汉:华中科技大学出版社,2013.

[12]张一超,夏骏,李雄.肝硬化合并肝癌及单纯肝癌患者免疫功能检测结果分析[J].检验医学,2014(11):1128－1131.

[13]苟建军,秦东春,郭小兵.实用临床检验技术[M].郑州:郑州大学出版社,2010.

[14]黄静沁,许闪闪,李智,郑特,翁文浩,王佳谊.白血病诊断综合分析的重要意义[J].检验医学,2014(11):1158－1163.

[15]府伟灵,黄君富.临床分子生物学检验[M].北京:高等教育出版社,2012.

[16]张秀明,兰海丽,卢兰芬.临床微生物检验质量管理与标准操作程序.北京:人民军医出版社,2010.

[17]胡丽华.临床输血学检验(第三版)[M].北京:人民卫生出版社,2012.

[18]费凤英,衣萍,林见敏.血清淀粉样蛋白A与C反应蛋白联合检测的临床应用价值[J].检验医学,2014(10):1031－1033.

[19]徐克前,李艳.生物化学检验[M].武汉:华中科技大学出版社,2014.

[20]徐勇,林小聪,文锦丽,李宁,张宇明,陈文标,喻祥琪,戴勇.急性髓性白血病全基因组 miRNA 表达谱研究[J].检验医学与临床,2015(03):304－307.

[21]吴丽娟.临床流式细胞学检验技术[M].北京:人民军医出版社,2010.

[22]谢仿云,王莹超.全自动尿沉渣分析仪在尿路感染诊断中的价值[J].检验医学与临床,2015(03):391－392.

[23]吴蠡荪.临床检验报告单解读[M].北京:中国医药科技出版社,2011.

[24]黄国亮.生物医学检测技术与临床检验[M].北京:清华大学出版社,2014.